W0256033

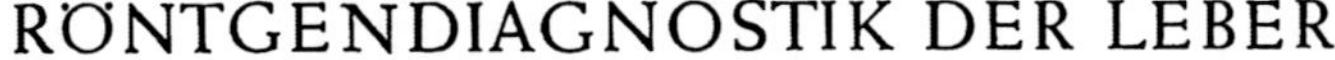

RÖNTGENDIAGNOSTIK DER LEBER

RÖNTGENDIAGNOSTIK DER LEBER

VON

H. ANACKER · F. MORINO · J. RÖSCH
W. SCHUMACHER · A. ZUPPINGER

MIT 79 ABBILDUNGEN

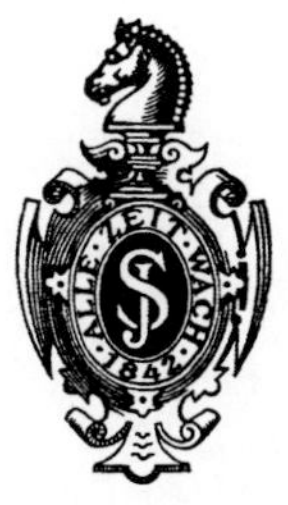

SPRINGER-VERLAG
BERLIN · GÖTTINGEN · HEIDELBERG
1959

ISBN-13: 978-3-642-88119-0 e-ISBN-13: 978-3-642-88118-3
DOI: 10.1007/978-3-642-88118-3

Softcover reprint of the hardcover 1st edition 1959

Vorwort

Als im April 1958 auf der ersten gemeinsamen Tagung der Südwestdeutschen Röntgenvereinigung und der Hessischen Gesellschaft für Medizinische Strahlenkunde als eines der Themen „Die Röntgendiagnostik der Leber“ verhandelt wurde, entstand bald der Gedanke einer schriftlichen Zusammenfassung dieser Vorträge bzw. ihrer Resultate.

Ein Gebiet, das bislang röntgenologisch noch nahezu Neuland war, von verschiedenen Seiten zu beleuchten, ist zweifellos eine reizvolle Aufgabe. Sie läßt es aber geraten erscheinen, eine gewisse Zurückhaltung und Beschränkung gegenüber voreiligen Schlußfolgerungen und gewagten Prognosen zu üben. So sind sich die Autoren darüber im klaren, daß das, was jetzt hier vorgelegt wird, einen ersten Anfang mit allen seinen Wagnissen und möglichen Unzulänglichkeiten darstellt. Sie haben es aber dennoch unternommen, bereits jetzt eine erste Bilanz zu ziehen, weil damit nun eine erste Grundlage gegeben ist, von der Anregung und Anstoß ausgehen mag und auf der weiter aufgebaut werden kann.

Mag dieser Bericht in solchem Sinne verstanden sein.

Dem Springer-Verlage, der sich unserem Vorhaben von Anbeginn aufgeschlossen zeigte und der dieses Buch in der wünschenswertesten Form ausstattete, gebührt unser herzlichster Dank.

Gießen, im März 1959

Im Namen der Autoren

H. Anacker

Inhaltsverzeichnis

Anschriften der Autoren

Priv.-Doz. Dr. H. ANACKER, Leiter der Röntgenabteilung der Chirurgischen Universitätsklinik Gießen

Doz. Dr. F. MORINO, Chirurg. Univ.-Klinik Turin

MuDr. J. RÖSCH, Röntgenabteilung des Zentral-Militärkrankenhauses Prag

Dr. W. SCHUMACHER, Dirigierender Arzt der Abtl. für Therapie des Röntgen- und Strahleninstitutes im Rudolf Virchow-Krankenhaus Berlin

Prof. Dr. A. ZUPPINGER, Direktor des Universitätsstrahleninstitutes, Inselspital Bern

Einleitung

Die Untersuchung der exkretorischen Wege der Leber, insbesondere der Gallenblase, ist seit langem fester Bestandteil röntgenologischer Diagnostik. Durch die Einführung des Biligraphin im Jahre 1952 sind nun auch die großen Gallengänge in weitaus stärkerem Maße als vorher der Röntgenuntersuchung zugänglich geworden. Damit ist die fast vollständige röntgenologische Erschließung der Sekretwege der Leber im wesentlichen erreicht.

Die äußere Form der Leber, ihre Größe und Lage sind in befriedigendem Maße durch das Pneumoperitoneum und das Pneumoretroperitoneum zu erkennen. In gewissem Grade kann sogar bei entsprechendem klinischen Befund von der äußeren Konfiguration auf den Prozeß im Inneren geschlossen werden. In entscheidendem Ausmaß war aber bislang der röntgenologische Einblick in das Innere der Leber versagt. Parenchym- und Gefäßsystem der Leber waren röntgenologisch unerforschtes Gebiet.

In dieser Situation hat sich nun im Laufe der letzten Jahre ein Wandel vollzogen. Wir verfügen heute über vier Untersuchungsmethoden, die einen Einblick in das Leberinnere gestatten: 1. Die Splenoportographie als Untersuchung des Pfortadersystems, 2. Die retrograde Darstellung der Vv. hepaticae durch Katheterisation, 3. Die Arteriographie der A. hepatica zur Sichtbarmachung des arteriellen Gefäßsystems und 4. Die Hepatographie mit radioaktiven Isotopen, die die Funktion des Parenchyms optisch darstellt. Alle vier Untersuchungsmethoden sind in ihrer Durchführung an den klinischen Raum gebunden. Es haftet ihnen daher der Mangel an, keine Routineuntersuchung auf breiter Basis zu sein. Drei von ihnen sind hier in ihren Hauptindikationsgebieten dargestellt. Die vierte, die Lebervenenkatheterisation hat bis heute ein stark eingeschränktes Indikationsgebiet, und ihre Resultate sind rein zahlenmäßig noch so gering, daß eine zusammenfassende Darstellung verfrüht wäre. Auch bei den übrigen Methoden kann es sich nicht um einen abschließenden Bericht, sondern nur um eine erste Bilanz handeln. Ihre Anwendungsgebiete überschneiden sich vielfach, und es wird erst die weitere Entwicklung zeigen müssen, welche der verschiedenen Untersuchungsmethoden für diese oder jene Frage einzusetzen ist. Gewisse Prädilektionen, die in der Natur der einzelnen Methode liegen, zeichnen sich aber schon jetzt ab. So wird bei der Klärung der Wegeverhältnisse der portalen Strombahn die Splenoportographie immer überlegen sein. Zur Aufdeckung regionaler Funktionsausfälle durch Tumoren wird man dagegen vielleicht der Hepatographie durch Isotopen den Vorzug geben. Immer aber werden sich die einzelnen Methoden ergänzen und in ihren Aussagen unterstützen, so wie auch sämtliche röntgenologischen Untersuchungen in den diagnostischen Plan der übrigen klinischen Leberuntersuchungen eingebaut werden müssen. Auch hier gilt, daß jeder Befund einer noch so differenzierten Röntgenuntersuchung in der Luft schwebt, wenn er nicht im Zusammenhang mit dem klinischen Befund betrachtet wird.

Als erfreuliches Fazit läßt sich aber heute bereits feststellen: Durch die Einführung der Splenoportographie, der Arteriographie der A. hepatica, der retrograden Lebervenendarstellung und der Isotopenhepatographie hat die ursprüngliche, auf die Gallenblase und Gallenwege beschränkte Röntgendiagnostik eine Ausweitung erfahren, so daß es heute berechtigt erscheint, von einer Röntgendiagnostik der Leber zu sprechen.

Die Splenoportographie als röntgenologische Untersuchungsmethode in der Leberdiagnostik*

Von

H. Anacker

Die percutane Splenoportographie, die nach tierexperimentellen Untersuchungen der italienischen Autoren Abeatici und Campi im Jahre 1951 von Léger und von Boulvin et coll. nahezu gleichzeitig erstmalig beim Menschen durchgeführt wurde, stellt einen bedeutenden Fortschritt der röntgenologischen Leberdiagnostik dar. Mit Hilfe der Kontrastmittelanfärbung ist die portale Strombahn der Röntgenuntersuchung zugänglich gemacht, und darüber hinaus ist damit ein Einblick in die Struktur der Leber möglich geworden. Auf diese Weise lassen sich jetzt Art und Sitz der extrahepatischen Strombahnhindernisse erfassen und ihre Folgezustände beobachten. Dadurch kann präoperativ eine Entscheidung über die Möglichkeit und die Art einer Shunt-Operation getroffen werden. Im Vergleich zur intraoperativen Portographie wird bei der percutanen Splenoportographie auch der lienale Schenkel des portalen Kreislaufes erfaßt.

In der Leber können Cirrhosen und primäre oder sekundäre Tumoren erkannt werden. Eine Frühdiagnose der Hepatitis auf der Grundlage des splenoportographischen Bildes hält Wannagat für möglich. Leberabscesse können ebenfalls durch die Splenoportographie erfaßt und zum Zwecke der chirurgischen Therapie lokalisiert werden.

Der Splenoportographie sind wie jeder Untersuchungsmethode Grenzen gesetzt. Diese liegen einmal in der Leistungsfähigkeit der Methode selbst, die ja nur den Gefäßbaum der extra- und intrahepatischen Strombahn sowie auch die Parenchymphase in der Leber und gelegentlich auch die Vv. hepaticae erfaßt. Zum anderen kommt aber bei der Splenoportographie noch ein Gefahrenmoment hinzu, das nicht unberücksichtigt bleiben darf (s. S. 7). Diese Argumente verlangen, daß die Methode nicht überfordert wird, und daß bei ihrer Indikation eine besondere Kritik waltet. Wert und Bedeutung der Splenoportographie werden jedoch durch eine derartige Einstellung eher gefördert als beeinträchtigt.

Technik der percutanen Splenoportographie

1. Voruntersuchung und Vorbereitung des Patienten

Eine Splenoportographie darf nur durchgeführt werden, wenn Blutgerinnungszeit und Blutungszeit bei dem Patienten normal sind. Dagegen bedeutet die Senkung des Prothrombinspiegels keine Kontraindikation. Die Prüfung auf eine Jod-Überempfindlichkeit ist selbstverständlich.

* Herrn Prof. Dr., Dr. h. c., Dr. h. c. B. Rajewsky zum 65. Geburtstag gewidmet.

Wird die Untersuchung in Lokalanaesthesie durchgeführt, so empfiehlt sich als Prämedikation 1 Std. vorher Atosil, Megaphen oder ein Morphium- oder Barbitursäurepräparat (Bourgeon et coll., Bergstrand und Ekman).

Einige Autoren und wir selbst bevorzugen die Vollnarkose mit intratrachealer Beatmung, um den Atemstillstand während der Punktion der Milz und um eine flache Atmung während der weiteren Dauer der Untersuchung besser gewährleisten zu können (s. w. u.). Bei Kindern und besonders empfindlichen Patienten empfiehlt sich immer die Vollnarkose.

2. Instrumentarium

Zur Untersuchung werden benötigt: Eine Punktionsnadel mit Mandrin von 12—15 cm Länge und mit einer lichten Weite von 1,2 mm, ein kurzer druckfester Schlauch, eine 20 cm³-Spritze für physiologische Kochsalzlösung und eine 50- bzw. 100 cm³-Spritze für Kontrastmittel. Der Druckschlauch wird zur Injektion zwischen Nadel und Spritze geschaltet, um eine freie Beweglichkeit der in der Milz liegenden Nadel bei der möglichst flachen Atmung zu gewährleisten und um so eine größere Verletzung der Milzkapsel zu vermeiden. Fernström, Bergstrand und Ekman sowie Seldinger haben aus den gleichen Gründen zur Kontrastmittelinjektion gelegentlich auch einen Plastikkatheter von 2 mm äußerem Durchmesser benutzt. Der elastische Katheter besitzt gegenüber der mit einem Schlauch armierten Nadel noch in stärkerem Maße den Vorteil, die Milzkapsel über die Einstichstelle hinaus möglichst wenig zu verletzen.

Zur Druckmessung kann entweder ein Steigrohr oder ein Quecksilbermanometer benutzt werden.

3. Lagerung des Patienten

Von den meisten Autoren wird die Untersuchung in Rückenlage des Patienten durchgeführt. Bourgeon et coll., Caroli, Le Go und wir selbst bevorzugen die Untersuchung in Bauchlage des Patienten. Diese Lage hat den Vorteil, daß durch tiefe Inspiration eine bestmögliche Immobilisierung der Milz zustande kommt. Die Punktionsnadel trifft unmittelbar die Milz, und man erhält bessere Füllungsbilder mit einer Darstellung des linken Pfortaderhauptastes. Die Bauchlagerung empfiehlt sich vor allem bei normal großer Milz.

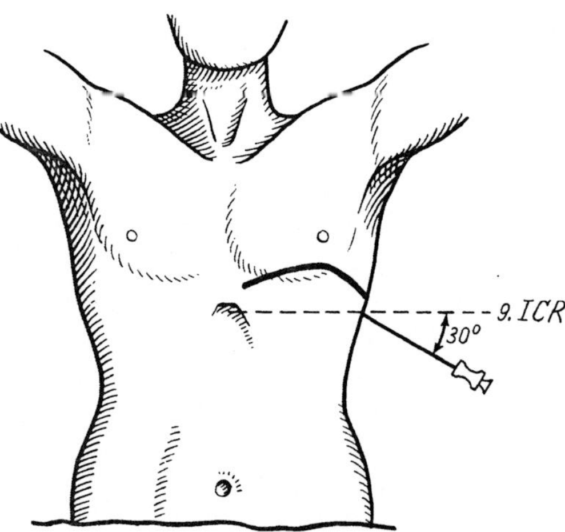

Abb. 1. Punktionsstelle und Punktionsrichtung der Milzpunktion

4. Punktion der Milz

Die Punktion wird im 9. oder 10. Intercostalraum in der Axillarlinie vorgenommen. Nach Jodierung der Haut und Lokalanaesthesie wird die Punktionsnadel mit liegendem Mandrin in einem nach kranial gerichteten Winkel von 30° durch die Haut eingeführt (Abb. 1). Dabei zielt die Nadel gleichzeitig etwas nach dorsal. Bei Vorhandensein eines Ascites empfiehlt sich dessen Entleerung vor der nachfolgenden Milzpunktion (Leroux und de Scoville). Zur Punktion der Milz muß der Patient strikt den Atem anhalten. Wenn die Nadelspitze die Milzkapsel erreicht, verspürt man einen elastischen Widerstand. Wird die Milzkapsel durchstoßen, so verspürt die Hand das Gefühl der Perforation. Sodann wird die Nadel noch etwa 1—2 cm in das Milzparenchym vorgeschoben, um ein Rückfließen des Kontrastmittels entlang des Punktionskanales zu verhindern. Der weitere Vorgang der Untersuchung geschieht bei möglichst flacher Atmung des Patienten. Die Nadel darf nicht festgehalten werden, sondern muß frei beweglich sein. Die richtig liegende Nadel führt synchron zu der Atmung entsprechende Bewegungen aus. Innerhalb einiger Sekunden bis zu 1 min fließen einige Tropfen Blut langsam ab. Das kann als ein weitgehend sicheres Zeichen für die intralienale Lage der Nadelspitze angesehen werden. Fließt kein Blut ab, so kann man einige Kubikzentimeter Kochsalzlösung durch den dazwischengeschalteten Schlauch einspritzen. Liegt die Nadel richtig, so wird jetzt blutige Flüssigkeit abtropfen. Ist das nicht der Fall, so muß die Lage der Nadel durch Vor- oder Zurückschieben kontrolliert werden. Ein mehrmaliges Einstechen ist wegen der vermehrten Gefahr der Milzverletzung zu vermeiden.

Ist die Milz weit über den Rippenbogen vergrößert, so ist die Punktion unterhalb des Rippenbogens vorzuziehen. Auf diese Weise wird die fixierende Wirkung der Intercostalräume und die damit verbundene Gefahr umgangen.

Es liegt auf der Hand, daß die Punktion einer normal großen Milz wesentlich schwieriger ist und Erfahrung und Geschick erfordert. In diesem Falle zeichnet man sich unter Durchleuchtungskontrolle den Stand des linken Zwerchfelles in tiefer Inspirationsstellung, und zwar in sagittalem und frontalem Strahlengang auf der Haut an (Léger). Eine sichere Auskunft über die richtige Lage der Nadelspitze in der Milz erhält man, wenn man einige Kubikzentimeter Kontrastmittel injiziert und eine Probeaufnahme anfertigt (Bergstrand und Ekman). Allerdings bedeutet dieses Vorgehen eine nicht unbeträchtliche Verlängerung der Gesamtuntersuchungsdauer und mit der längeren Verweildauer der Nadel in der Milz eine erhöhte Gefährdung. Statt dessen kann eine Probeaufnahme mit liegender Lokalanaesthesienadel angefertigt werden, die zwar lediglich über die Richtung der nachfolgenden Milzpunktion orientiert, die dafür aber auch keinerlei erhöhte Gefährdung bedeutet (Bergstrand und Ekman). Eine einfache Methode der Kontrolle ist die Milzpunktion unter Durchleuchtung mit einem fahrbaren Bildverstärker. Wird die gesamte Untersuchung auf dem Durchleuchtungsgerät durchgeführt, so ist eine Einrichtung zur Anfertigung einer Bildserie notwendig. Ist der Milzschatten nicht zu erkennen, so wird von Bourgeon et coll. durch die liegende Anaesthesienadel ein Pneumoperitoneum angeschlossen. Wegen der damit verbundenen größeren Blutungsneigung aus der Milz wird dieses Vorgehen von Legré et coll. abgelehnt.

Beim Pykniker liegt die Milz quer und hoch unter dem Zwerchfell. Die Punktionsrichtung verläuft fast senkrecht zur Haut. Beim Astheniker steht die Milz mehr vertikal, die Punktion erfolgt am besten im 11. Intercostalraum und ist fast tangential zur Haut gerichtet.

Einige Autoren nehmen die Punktion der Milz von der vorderen Bauchwand von einem Punkt zwei Querfinger unterhalb des Schnittpunktes des linken Zwerchfelles mit dem linken Herzrand bzw. im 8. oder 9. Intercostalraum vorne etwa

4 cm vom Rippenrand entfernt in sagittaler Richtung vor (LÉGER, LEROUX und DE SCOVILLE).

BOURGEON et coll. spritzen unmittelbar vor der Kontrastmittelinjektion 5—10 cm³ physiologische Kochsalzlösung unter Druck in die Milz, um durch eine Zone der Parenchymzerreißung eine bessere Verbindung mit den Milzvenen zu schaffen und um damit bessere Kontrastbilder zu erzielen. Diese Parenchymläsion bleibe immer ohne nennenswerte Folgen, dennoch ist dieses Vorgehen in Anbetracht der vermehrten Gefährdung weniger zu empfehlen.

5. Druckmessung

Vor der Kontrastmittelinjektion kann im Rahmen der Splenoportographie durch die korrekt in der Milz liegende Nadel der portale Druck gemessen werden. Dabei ist der Einfluß der respiratorischen Schwankungen und die Bauchpresse auszuschalten. Der Vorgang der Druckmessung benötigt lediglich einige Minuten Zeit. Trotz der damit verknüpften Gefährdung wird von vielen Autoren nicht auf diese diagnostische Maßnahme verzichtet, da der direkte Nachweis oder Ausschluß einer portalen Hypertension von erheblicher diagnostischer Bedeutung sind.

6. Injektion des Kontrastmittels

Als Kontrastmittel werden heute fast ausschließlich trijodierte Mittel verwandt. Uns hat sich am besten Urographin 76%ig bewährt. Die verwendete Kontrastmittelmenge ist von wesentlicher Bedeutung für eine komplette Auffüllung der portalen Strombahn bzw. ihrer Kollateralen und damit für ein voll auswertbares Bild. Während man früher mit Mengen von 20—30 cm³ auszukommen glaubte, werden heute zwischen 40 und 60 cm³, ja sogar bis zu 70 und 80 cm³ (BOURGEON et coll.) verwandt. Es hat sich gezeigt, daß bei geringen Kontrastmittelmengen entweder nicht sämtliche Kollateralen (bei der portalen Hypertension) oder das intrahepatische Gefäßnetz nicht ausreichend dargestellt werden. Auf diese Weise können Gefäßverschlüsse vorgetäuscht werden (PIETRI und VIDEAU). Nach Untersuchungen von GUILLEMIN und BARRY beträgt das Fassungsvermögen des splenoportalen Systems zwischen 100 und 150 cm³.

Das Kontrastmittel wird unter manuellem Druck so schnell wie möglich injiziert. Zumeist dauert die Injektion 4—6 sec.

7. Serienaufnahmen

Wie bei jeder Angiographie ist die Anfertigung einer Serie von Aufnahmen notwendig, um die verschiedenen Phasen der Durchströmung zu erfassen und um Fehldeutungen, die auf Grund eines einzigen momentanen Bildes möglich sind, auszuschalten. Zumeist genügt bei der Splenoportographie eine Serie von 4—6 Bildern. Ausgiebiger, aber auch wesentlich kostspieliger orientiert die Untersuchung in zwei Ebenen mit dem Elema-Gerät (BERGSTRAND und EKMAN). Die Wahl des Zeitpunktes der einzelnen Aufnahmen richtet sich nach der Kreislaufgeschwindigkeit des normalen (s. S. 12ff.) oder krankhaft veränderten portalen Stromes (s. S. 16ff.). Ist keine Kreislaufbehinderung zu erwarten, so empfiehlt sich die Angabe von BOURGEON et coll.: 1. Aufnahme 2 sec p. i., 2. Aufnahme 5 sec p. i., 3. Aufnahme 10 sec p. i., 4. Aufnahme 20 sec p. i., 5. Aufnahme 35 sec p. i., 6. Aufnahme 45 sec p. i. Bei Vorliegen eines extra- oder intrahepatischen Blockes werden die Aufnahmezeiten entsprechend protrahiert.

Zur exakten Erfassung des Zeitpunktes, zu dem die einzelnen Aufnahmen angefertigt werden, haben wir eine „Röntgen-Stoppuhr" angegeben, deren Zifferblatt und Zeiger einen Röntgenschatten geben. Sie wird in das Untersuchungsfeld gelegt und bei Injektionsbeginn in Tätigkeit gesetzt. Dadurch, daß sie bei jeder Aufnahme mitphotographiert wird, kann auf jedem Bild der genaue Aufnahmezeitpunkt abgelesen und so die Durchströmungsgeschwindigkeit berechnet werden.

8. Nachsorge

Nach der Untersuchung soll der Patient 3—4 Std. auf der linken Seite liegen, um durch eine Kompression der Milz eine Nachblutung zu vermeiden (Bergstrand und Ekman). Während der nächsten 24 Std. ist der Patient in sorgfältiger Beobachtung zu halten, insbesondere sind Puls und Blutdruck laufend zu kontrollieren. Wegen der Möglichkeit einer sekundären Milzruptur ist die weitere klinische Beobachtung auf mindestens 7 Tage auszudehnen. Aus diesen Gründen verbietet sich die ambulante Durchführung einer Splenoportographie von selbst.

9. Reaktionen und Gefahren und deren Verhütung

Auf die forcierte Injektion des Kontrastmittels reagiert die Milz mit einer kräftigen Kontraktion (Wannagat, Leroux und de Scoville). Diese verhindert eine vollständige Kontrastauffüllung der Milz, wie sie postmortal zu beobachten ist (Schoenmackers und Vieten, Doehner et coll.). Bei richtiger intralienaler Injektion werden von den Patienten gelegentlich Hitzegefühl und Übelkeit angegeben, bisweilen kommt es auch zum Erbrechen. Bei extralienaler Kontrastmittelinjektion in die freie Bauchhöhle oder in die Nachbarorgane treten Schmerzen auf, die bis zu 2 Tagen anhalten können. Ernstere Komplikationen werden jedoch durch die extralienale Injektion nicht verursacht. Die Schmerzen gehen auf Ruhe und Verordnung eines Eisbeutels zurück.

Die wichtigste Komplikation ist die Gefahr der Nachblutung aus der Milzpunktionsstelle. In der Literatur sind bisher von 31 Autoren bzw. Autorengruppen insgesamt 2016 Splenoportographien mitgeteilt worden (die wirkliche Anzahl der Untersuchungen liegt wesentlich höher, da viele Autoren keine Zahlenangaben gemacht haben). Über Milzblutungen wird dabei von 24 Autoren berichtet. Bei der der Splenoportographie folgenden Operation fanden sich Blutmengen zwischen 50 und 200 cm^3, einmal sogar etwa 1500 cm^3 (Reynolds). Fünfmal mußte wegen unstillbarer Blutung die Splenektomie durchgeführt werden (Figley et coll., Walker et coll., Evans et coll., Pattison, eigene Beobachtung). In 3 Fällen trat 3—17 Tage nach der Untersuchung eine Milzruptur auf, die ebenfalls die sofortige Splenektomie nach sich zog (Bonte et coll., Fontaine et coll., Hermeto). Viermal kam es nach Milzruptur zum letalen Ausgang (Patrassi, Rudolph, Scholz et coll., eigene Beobachtung). Die Hauptursache der Nachblutung liegt in der Vergrößerung der Punktionsstelle infolge der Atemexkursionen. Die Punktionsnadel ist bei der Punktion durch die Rippen im Intercostalraum fixiert, während ihre in der Milz liegende Spitze durch die Atmung bewegt wird. Dadurch kann aus der punktförmigen Punktionsstelle ein Schlitz entstehen, der nicht mehr durch Coagula geschlossen werden kann. Es muß daher das Bestreben sein, entweder die Atemexkursionen auszuschalten oder die Blutung in Kontrolle zu bringen. Die Ausschaltung der Atemexkursionen während der Punktion und die möglichst flache Atmung während der übrigen Untersuchung ist am besten durch die Intratrachealnarkose mit kurzfristigem Atemstillstand möglich. Eine zusätzliche Sicherung besteht darin, nur bei solchen Patienten eine Splenoportographie durchzuführen, bei denen jederzeit eine Splenektomie durchgeführt werden kann (FIGLEY et coll.). Am sichersten scheint die Gefahr gebannt zu sein, wenn die Splenoportographie nur unmittelbar vor der geplanten Operation durchgeführt wird (SCHOLZ et coll.). WANNAGAT empfiehlt, anstatt im Intercostalraum, unterhalb des Rippenbogens einzustechen. Er führt die gesamte Untersuchung unter laparoskopischer Beobachtung durch und läßt beim Herausziehen der Nadel die Nadelspitze noch etwa 1 cm in der Milz, und zwar so lange, bis die Blutgerinnungszeit überschritten ist. Größere Nachblutungen werden durch Elektro-Coagulation beherrscht.

So wichtig die gebührende Einschätzung des Gefahrenmomentes bei der Splenoportographie auch ist, es kann heute auf diese neue Untersuchungsmethode nicht mehr verzichtet werden. Die Splenoportographie hat entscheidend dazu beigetragen, ein bisher der Röntgenuntersuchung unzugängliches Organ, nämlich die Leber und darüber hinaus die Nachbarschaft der portalen Strombahn der Röntgendiagnostik zu erschließen. In der kritischen Abschätzung zwischen Gefahr und Nutzen halten wir es für einen gangbaren Weg, nur solche Patienten der Splenoportographie zuzuführen, die jederzeit operativ kontrolliert werden können.

Das normale Splenoportogramm

Über die *normale Anatomie* der Venen des portalen Kreislaufes informiert am schnellsten eine bildliche Darstellung. In Abb. 2 ist der Verlauf der V. lienalis, der V. portae und ihrer größten Zuflußvenen, der Vv. mesenterica cranialis und caudalis sowie der V. coronaria gastrica dargestellt. Nach den Untersuchungen von DOEHNER et coll. setzt sich die V. lienalis aus 2—4, aus der Milz kommenden Ästen zusammen. Ihre hauptsächlich vorkommenden Verlaufsformen zeigt Abb. 3. Danach kann die Milzvene gestreckt, einfach oder mehrfach nach unten oder oben gekrümmt verlaufen. Die Kenntnis dieses gekrümmten Verlaufes als normale Variante ist wichtig bei der Beurteilung von Splenoportogrammen, die wegen des Verdachtes auf einen raumverdrängenden Prozeß angefertigt werden. Ein gekrümmter Verlauf ist also nicht ohne weiteres als Symptom eines verdrängenden Tumors zu werten. Die Einmündung der V. lienalis in die V. portae erfolgt nach DOEHNER et coll. in 40 von 50 Fällen unter einem Winkel zwischen 90 und 140° (Tripod-type), in 5 von 50 Fällen unter einem

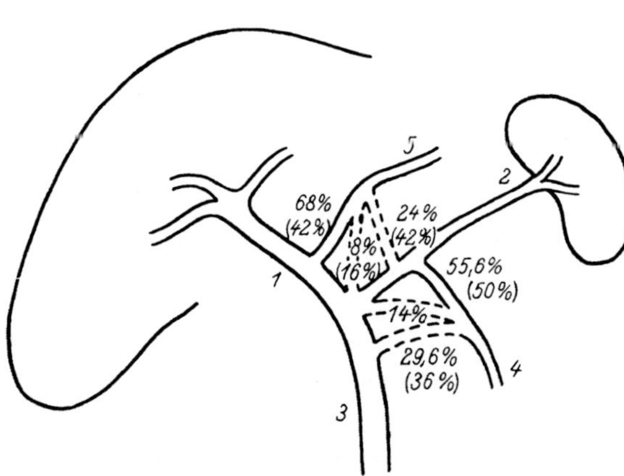

Abb. 2. Schema der normalen Pfortaderstrombahn mit Variationen der Einmündung von V. coronaria gastrica und V. mesenterica caudalis. *1* V. portae, *2* V. lienalis, *3* V. mesenterica cranialis, *4* V. mesenterica caudalis, *5* V. coronaria gastrica

Winkel zwischen 140 und 180° (T-type) und in 5 von 50 Fällen unter einem Winkel um 90° (Y-type) (Abb 4, 5 und 6). Diese letztere Variante ist bei der Beurteilung einer Lebercirrhose von Bedeutung, da bei der Lebercirrhose eine

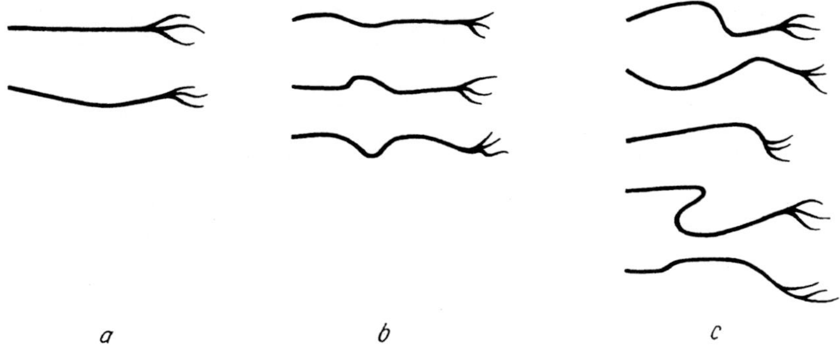

Abb. 3a—c. Verlaufsformen der V. lienalis (nach ROUSSELOT et coll.). *a* gestreckt, *b* leicht gewunden, *c* stark gewunden

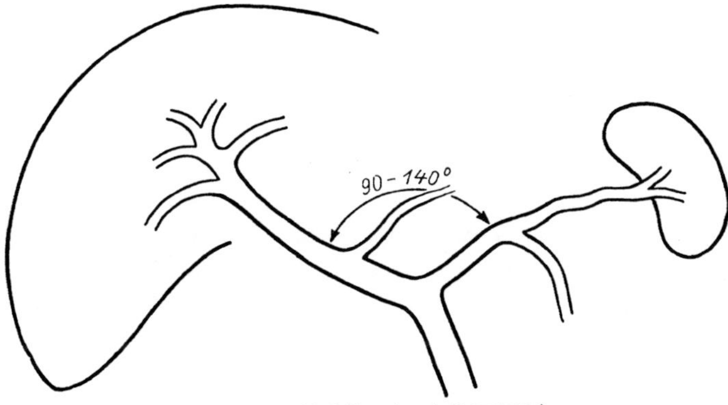

Abb. 4. Dreifuß-Typ (nach DOEHNER)

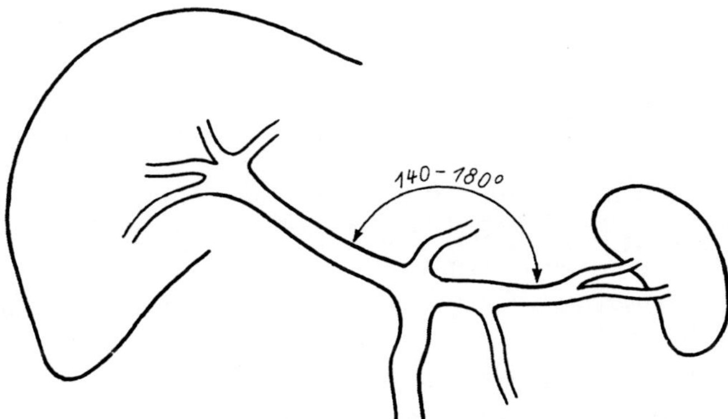

Abb. 5. T-Typ (nach DOEHNER)

Verkleinerung des portovertebralen Winkels und damit auch des porto-lienalen Winkels zu beobachten ist (s. S. 20). Der T-Typ kommt hauptsächlich beim Pykniker, der Y-Typ hauptsächlich beim Astheniker vor.

Die Einmündung der V. mesenterica caudalis erfolgt in 55,6% (Gilfillan) bzw. in 50% (Doehner et coll.) in die V. lienalis, in 14,8% bzw. in 14% mündet sie im Winkel zwischen V. lienalis und V. mesenterica cranialis. In 29,6% bzw. in 36% mündet sie in die V. mesenterica cranialis. Die V. coronaria gastrica mündet in 68% (Gilfillan) bzw. in 42% (Doehner) in die V. portae. In 8% bzw. in 16% mündet sie im Winkel zwischen V. lienalis und V. portae. In 24% bzw. in 42% mündet sie in die V. lienalis (Abb. 2).

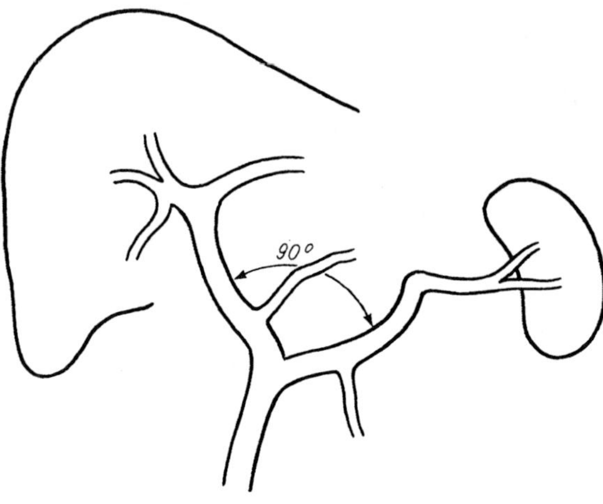

Abb. 6. Y-Typ (nach Doehner)

Über das Kaliber der einzelnen Venen finden sich bei Doehner et coll. exakte Angaben (Tabelle). Die Werte, die in vivo gefunden wurden, sind wegen des Gefäßtonus kleiner als die postmortal gefundenen Werte.

Die intrahepatischen Pfortaderäste, ihr Verlauf und ihre Ursprungsvarianten sind von Couinaud und nach ihm von Bourgeon et coll. studiert worden. In Abb. 7 ist ein schematischer Normalfall wiedergegeben. Die V. portae teilt sich in einen linken und rechten Hauptast, den Ramus principalis dexter und sinister. Vom rechten Hauptast entspringen die Rr. centrales, die nach kranial und caudal verlaufen und die Rr. paramediani dext., die ebenfalls nach kranial und caudal, jedoch weiter medial verlaufen. Der rechte Pfortaderhauptast gabelt sich endständig in den Ramus lateralis superior und inferior dexter. Der linke Pfortaderhauptast beschreibt einen engen nach kranial und links konvexen Bogen und kommt dicht unter die Oberfläche der Leber zu liegen. Nach medial gibt er nach oben und unten die Rr. paramediani sin. ab, von denen der nach caudal verlaufende Ast den Lobus quadratus und das Gallenblasenbett versorgt. Nach lateral gehen vom linken Pfortaderhauptast der Ramus lateralis superior und inferior sinister ab.

Tabelle

Gefäße	hepatodistal mm	hepatoproximal mm
V. portae	18,0 (15,5—21,0)	15,0 (11,0—21,0)
V. lienalis	9,5 (7,0—11,0)	13,0 (11,0—16,0)
R. princ. dext. V. portae	16,0 (12,0—21,5)	
R. princ. sin. V. portae	11,0 (5,5—15,0)	

In 19 von 103 Fällen fanden Bourgeon et coll. den sog. „vertikalen Typ“ der intrahepatischen Pfortaderastverteilung, der hauptsächlich bei Asthenikern vorkommt (Abb. 8). Sein wesentliches Merkmal ist eine Trifurkation des rechten Pfortaderhauptastes in die Rr. centrales, laterales und paramediani.

In 9 von 103 Fällen lag nach Bourgeon ein „horizontaler Typ“, der hauptsächlich bei Pyknikern vorkommt, vor. Die Leber ist mehr horizontal ausgebreitet.

Von den intrahepatischen Ästen sind die caudal verlaufenden verkürzt, die beiden Pfortaderhauptäste verlaufen am caudalen Leberrand (Abb. 9).

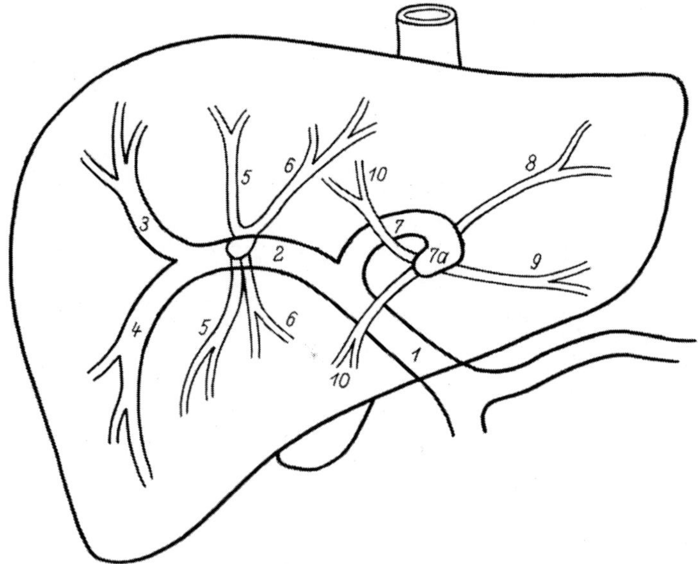

Abb. 7. Schema der intrahepatischen Pfortaderverzweigung (nach COUINAUD-BOURGEON). *1* V. portae, *2* R. principalis dexter V. portae, *3* R. lateralis superior dexter, *4* R. lateralis inferior dexter, *5* R. centralis, *6* R. paramedianus dexter, *7* R. principalis sinister V. portae, *8* R. lateralis superior sinister, *9* R. lateralis inferior sinister, *10* R. paramedianus sinister

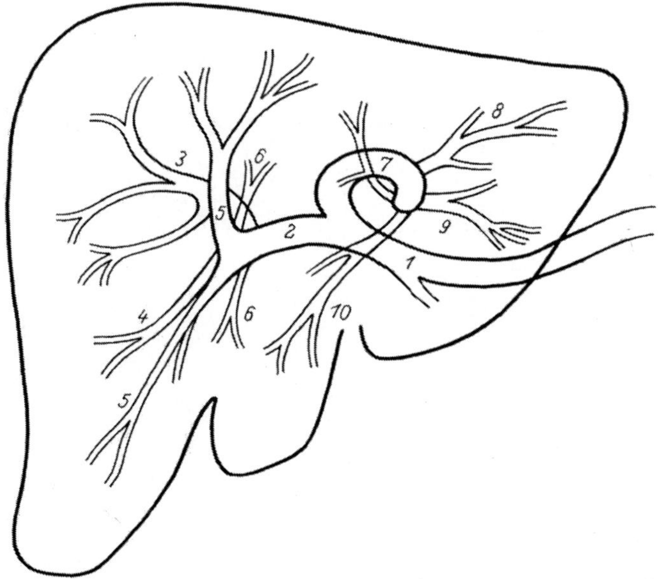

Abb. 8. Vertikaler Typ der intrahepatischen Pfortaderverzweigung (nach COUINAUD-BOURGEON)

In 8 von 103 Fällen fanden BOURGEON et coll. eine Trifurkation der V. portae. Zwischen dem rechten und linken Pfortaderhauptast entsprang der fast gleich starke Ramus centralis, der die Rr. paramediani abgibt (Abb. 10).

Ein normales Splenoportogramm in den verschiedenen Phasen zeigen Abb. 11a und b und 12. Auffällig ist, daß der linke Pfortaderhauptast sich häufig weniger gut darstellt als der rechte, und zwar wahrscheinlich, weil das Kontrastmittel auf Grund seines spezifischen Gewichtes bevorzugt in den mehr nach dorsal verlaufenden rechten Hauptast fließt. Dementsprechend erhält man bei Bauchlage des Patienten häufiger eine Füllung des linken Hauptastes. An der Einmündungsstelle der V. lienalis in die V. portae ist eine streifenförmige Kontrastverdünnung zu beobachten. Sie kommt nach KEMP-HARPER durch den Zufluß des nicht kontrastierten Blutes aus der V. mesenterica cranialis zustande und wird als Stromlinienphänomen bezeichnet. Sie kann leicht zu einer Verwechslung mit einem intraluminären Thrombus führen, zumal auch die Thrombosen bevorzugt an den Einmündungsstellen anzutreffen sind.

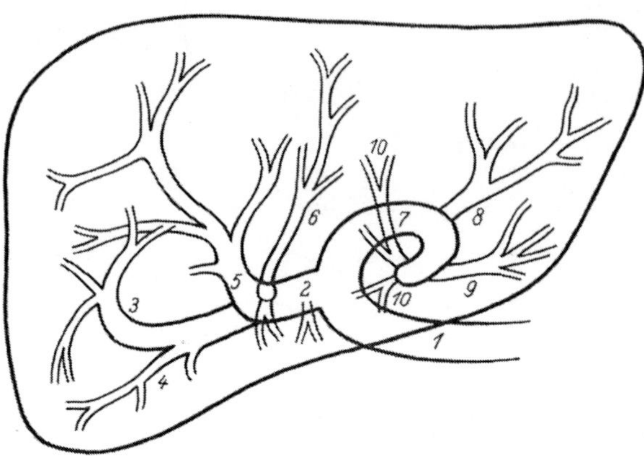

Abb. 9. Horizontaler Typ der intrahepatischen Pfortaderverzweigung (nach COUINAUD-BOURGEON)

Von besonderer Bedeutung ist die Geschwindigkeit des kontrastierten Blutstromes. Pathalogische Veränderungen der portalen Kreislaufzeiten, zumeist

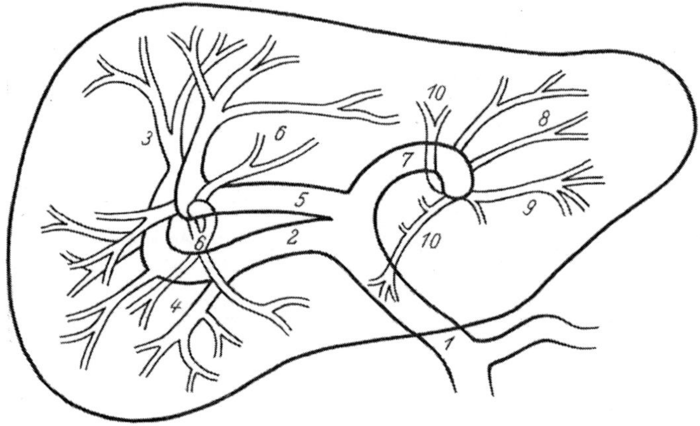

Abb. 10. Trifurkation der intrahepatischen Pfortaderverzweigung (nach COUINAUD-BOURGEON)

Verzögerungen, lassen wichtige Rückschlüsse auf ein Strombahnhindernis zu. Die Kreislaufgeschwindigkeiten im Splenoportogramm wurden erstmalig von ABEATICI et coll. 1952 gemessen.

Nach BERGSTRAND und EKMAN lassen sich vier verschiedene Meßstrecken unterscheiden:

1. Die von der Kontrastmittelspitze zurückgelegte Strecke gemessen in cm/sec an zwei aufeinander folgenden Aufnahmen. Infolge der Unschärfe der Kontrast-

mittelspitze entsteht eine Fehlergrenze von $\pm$ 2 cm. Normalerweise beträgt die Geschwindigkeit des portalen Stromes 15—25 cm/sec (GVOZDANOVICZ).

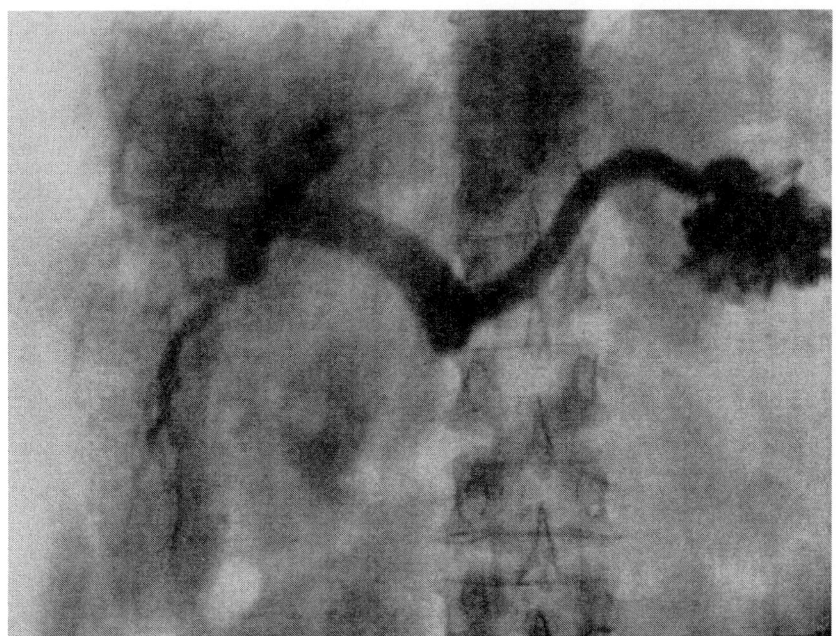

Abb. 11 a

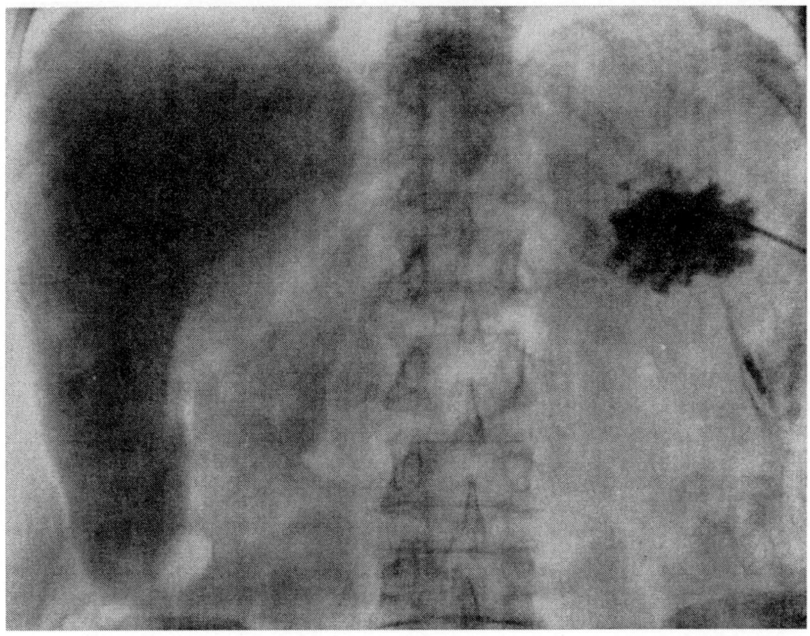

Abb. 11 b

Abb. 11 a u. b. Normales Splenoportogramm. a) 5 sec p. i. canaliculäre-venöse Phase. b) 15 sec p. i. Parenchymphase, Hepatogramm

2. Vom Injektionsbeginn bis zum Zeitpunkt, in dem das Kontrastmittel die Bifurkation der V. portae erreicht hat = Milz-Leberhilus-Zeit. Sie beträgt normalerweise 1—2 sec (Abeatici und Campi).

3. Vom Injektionsbeginn bis zum Zeitpunkt der Füllung der kleinsten intrahepatischen Pfortaderäste = Milz-Leber-Zeit. Sie beträgt normalerweise etwa 3—4 sec (Abeatici und Campi).

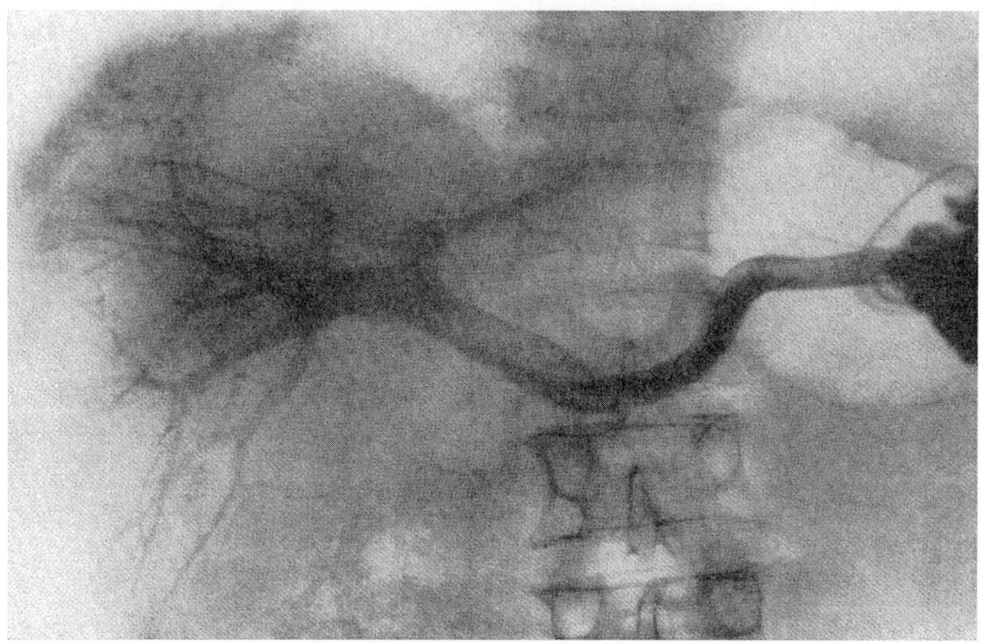

Abb. 12. Normales Splenoportogramm (6 sec p. i.) mit streamline effect in der V. portae

4. Vom Injektionsende bis zu dem Zeitpunkt, in dem die intrahepatischen Äste nicht mehr zu unterscheiden sind = emptying time. Sie beträgt normalerweise 3—5 sec (Abeatici und Campi).

Das bedeutet, daß ein vollständiges Portogramm um die 5. Sekunde vorliegt (Leroux und de Scoville). Beim Durchtritt des Kontrastmittels durch das Leberparenchym färbt sich die Leber diffus mit Kontrastmittel an (Parenchymphase, Hepatogramm). Diese Phase wird um die 10. Sekunde p. i. erreicht (Leroux und de Scoville). Zu Beginn dieser Phase ist die Kontrastierung der Leber noch fleckig, sie ähnelt in diesem Zustand dem pathologischen Hepatogramm bei cholostatischer Cirrhose und bei multiplen kleinknotigen Lebermetastasen. Im weiteren Verlauf wird die Kontrastierung der normalen Leber homogen. In der folgenden Phase, etwa 15—20 sec p. i., erscheinen die Vv. hepaticae (Bergstrand und Ekman), ihre Füllung ist jedoch häufig nur auf guten und stark kontrastmittelgefüllten Bildern zu erkennen.

Literatur (siehe Seite 28)

Lebercirrhose und portale Hypertension im Splenoportogramm*

Von

H. ANACKER

Die Lebercirrhose, bisher nur klinisch, hauptsächlich an Hand der Leberfunktionsproben diagnostizierbar, ist jetzt durch die Splenoportographie auch röntgenologisch feststellbar geworden. Mit einigen anderen Erkrankungen hat sie ein wichtiges Symptom, die portale Hypertension, gemeinsam (Tabelle). Die praktisch wichtigste Unterscheidung, ob die Hypertension durch einen intra- oder extrahepatisch gelegenen Block bedingt ist, ist aber gerade an Hand des Splenoportogrammes besonders gut möglich. Wir konnten auch in einzelnen Fällen beobachten, daß die Probeexcision aus der Leber während der Laparoskopie keinen Befund ergab, während das Splenoportogramm die Diagnose einer Lebercirrhose eindeutig zu stellen erlaubte.

Tabelle: *Ursachen der portalen Hypertension*

A. Intrahepatisch
   1. Lebercirrhose
   2. Lebertumoren

B. Prähepatisch
   1. Thrombosen der V. lienalis und der V. portae
   2. Tumoren und Entzündungen des Pankreas
   3. Tumoren des Antrum ventriculi
   4. vergrößerte Lymphknoten (Metastasen, Tuberkulose, Lymphogranulomatose)
   5. kongenitale Atresie der V. portae
   6. funktionelle, reflektorische Einengungen des portalen Systems

C. Posthepatisch
   1. Budd-Chiari-Syndrom
   2. Dekompensation des Herzens

Um die Veränderungen, die im Splenoportogramm bei der Lebercirrhose zu beobachten sind, besser zu verstehen, erscheint eine kurze Orientierung über die pathologisch-anatomischen Vorgänge bei der Lebercirrhose, soweit sie das portale Gefäßnetz betreffen, zweckmäßig.

Bei der häufigsten Cirrhoseform, der Laennecschen Cirrhose ist das vorherrschende Geschehen ein erheblicher Untergang von Lebergewebe zugleich mit einer starken interstitiellen Bindegewebsentwicklung. Letztere beginnt als Wucherung des Bindegewebes mit lymphocytärer Infiltration um die Pfortaderäste. Dieses erste Stadium, bei dem die Granulationsgewebsbildung überwiegt, wird auch als hypertrophisches Stadium bezeichnet. Im weiteren Verlauf verwandelt sich das Granulationsgewebe in ein schrumpfendes Narbengewebe. In

* Herrn Prof. Dr., Dr. h. c., Dr. h. c. B. RAJEWSKY zum 65. Geburtstag gewidmet.

diesem Zustand liegt eine vollständige Änderung des ursprünglichen Aufbaues vor, so daß man von einem weitgehenden regenerativen und reparativen Umbau, der vor allem auch das Capillarsystem betrifft, sprechen kann. Die Regenerate engen die Pfortaderäste ein und erschweren so den Durchfluß des Pfortaderblutes. Andererseits können aber auch vor allem die feineren Äste der Pfortader von den Bindegewebszügen ummauert werden und obliterieren (Kelty). Für ihren Ausfall tritt eine kompensatorische Erweiterung und Neubildung (Montagnani) der zum Stromgebiet der A. hepatica gehörenden Gefäßäste ein, die im periportalen Gewebe erscheinen. Die schon normalerweise vorhandenen Anastomosen zwischen V. portae und V. hepatica, die in vivo von Ney nachgewiesen sind, werden vermehrt beansprucht.

Der für den portalen Kreislauf folgenschwerste Vorgang bei der Lebercirrhose ist also die Einengung der einzelnen portalen Äste und damit eine erhebliche Verminderung des Gesamtquerschnittes der portalen Strombahn. Die klinischen Folgen stellen sich als Krankheitsbild der portalen Hypertension dar.

Entsprechend diesen pathologisch-anatomischen Begebenheiten finden wir im Splenoportogramm bei der Lebercirrhose folgende Veränderungen:

1. Eine Durchströmungsverlangsamung.
2. Eine Rückstauung in die Zuflußgebiete der V. portae.
3. Eine Verkleinerung des portovertebralen Winkels.
4. Eine Rechtsverlagerung der lieno-portalen Einmündung und eine Cranialverlagerung der Bifurkation der V. portae.
5. Veränderungen im Hepatogramm.
6. Gelegentlich Thrombosen.

Eine Unterscheidung der verschiedenen Cirrhoseformen ist im Splenoportogramm nicht möglich. Lediglich die Cirrhose von Cruveillier-Baumgarten gibt sich an einer Füllung der erweiterten Umbilicalvene zu erkennen.

1. Durchströmungsverlangsamung

Die Durchströmungsverlangsamung als Ausdruck der portalen Hypertension ist neben der Rückstauung des Kontrastblutes in die Zuflußgebiete der V. portae bei der Lebercirrhose das häufigste und verläßlichste Symptom. Und zwar ist von allen von Bergstrand und Ekman angegebenen Meßwerten (s. S. 12) die emptying time am stärksten verändert. In unseren Fällen fanden wir Verlängerungen bis zu 21 sec (normal 3—5 sec, Abb. 13a, b, c und d). Die kleinsten intrahepatischen Äste können 10—14 sec lang sichtbar bleiben (Cooper et coll.). Dementsprechend halten es Pietri und Videau für möglich, daß die Dauer des Hepatogramms d. h. also die Dauer, in der die Leber diffus angefärbt ist, mit der Stärke der Lebercirrhose korrespondiert.

Die Milz-Leber-Zeit, die normalerweise 3—4 sec beträgt, ist auf 5—7 sec (Bergstrand und Ekman), bei unseren Beobachtungen bis auf maximal 9,5 sec Dauer verlängert.

Die Ausmessung der verschiedenen Durchströmungsgeschwindigkeiten und die Feststellung ihrer Verzögerungen unterstreicht die Notwendigkeit von Serienaufnahmen unter exakter Bestimmung des Zeitpunktes bei den einzelnen Aufnahmen.

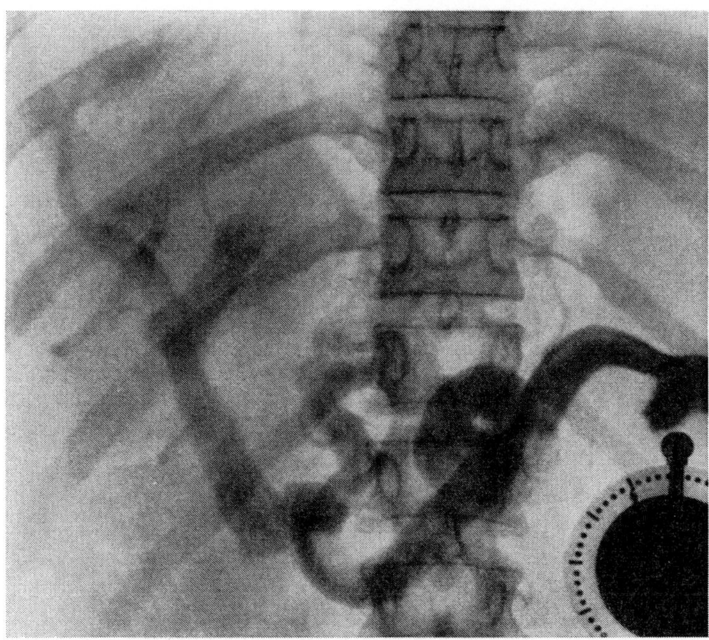

Abb. 13a—d. 45jährige Frau mit Bluterbrechen und Teerstühlen, Oesophagusvaricen, Cholangitis. Splenoportogramm: Lebercirrhose. Emptying time 11 sec, intrahepatische Äste mindestens 10 sec lang gefüllt. Rückstauung in die erweiterte V. coronaria gastrica mit Füllung von Oesophagusvaricen (in Projektion auf die rechte Wirbelkörperhälfte). Paraoesophageale und perikardiale Venen sowie V. hemiacygos (nach 20 sec) gefüllt. Schleifenbildung der V. lienalis. Portovertebraler Winkel = 25°. Rechtsverlagerung der V. portae. Hepatogramm (nach 20 sec) inhomogen. Histol. (intraoperative Probeexcision): Lebercirrhose

a. 5 sec p. i. Phase des «arbre mort»

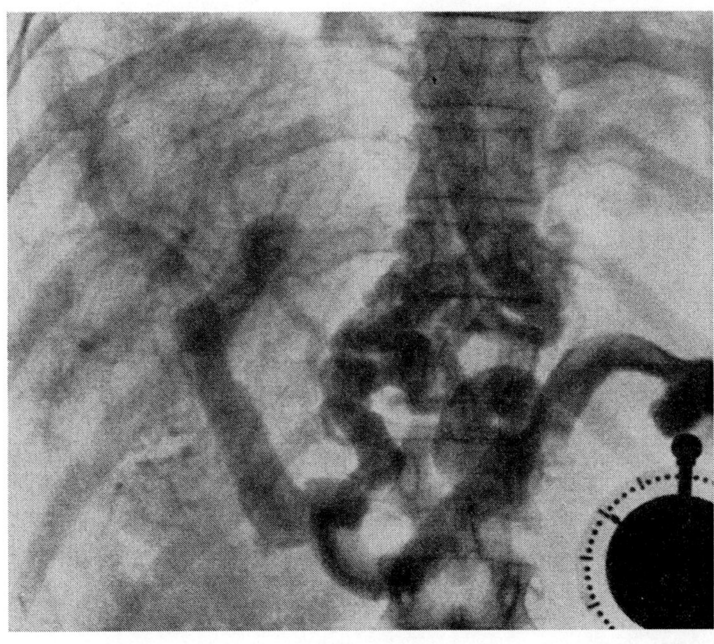

Abb. 13b. 10 sec. p. i. kleine intrahepatische Äste gefüllt

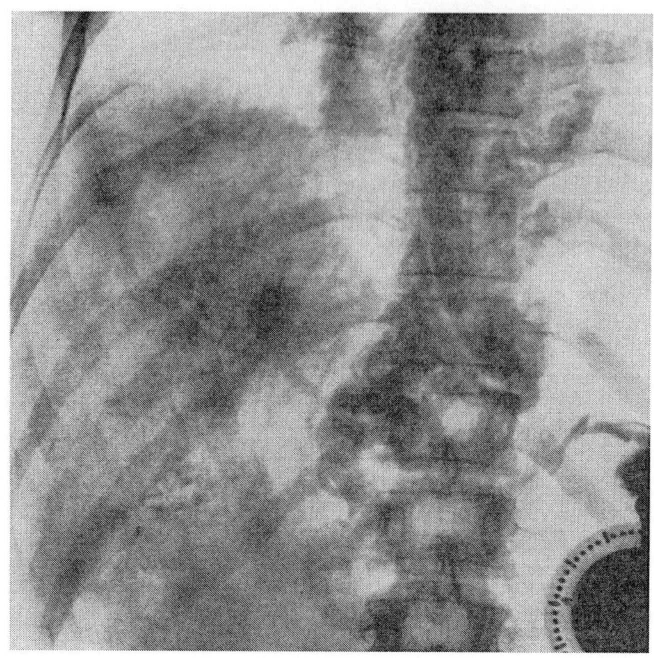

Abb. 13 c. 15 sec p.i.

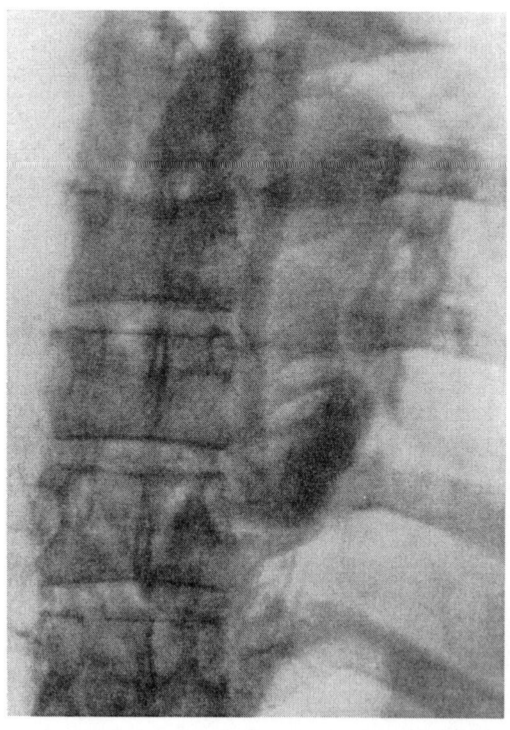

Abb. 13 d. 20 sec p.i.

2. Rückstauung in die Zuflußgebiete der V. portae

Zur Erfassung des gesamten Kollateralgefäßnetzes, in das bei der portalen Hypertension das Blut zurückgestaut wird, ist eine bestimmte Mindestmenge von injiziertem Kontrastmittel notwendig. In der Anfangszeit, als man noch mit Kontrastmittelmengen von 20—30 cm³ auszukommen glaubte, erlebte man es häufiger, daß keine oder nur ein Teil der Kollateralen gefüllt waren, während sich diese bei der nachfolgenden Operation oder Sektion nachweisen ließen. Dementsprechend werden heute

Mengen bis 80 cm^3 zur restlosen Auffüllung des weitverzweigten Kollateralnetzes für notwendig gehalten (BOURGEON et coll. 1958).

Die Verringerung des Gesamtquerschnittes der Pfortaderäste verursacht eine Durchströmungsbehinderung und schließlich eine Strömungsumkehr in die Zuflußvenen. Das Kontrastblut der Milz fließt gleichzeitig in die V. portae und in ihre Zuflußvenen. Bei der Splenoportographie, die infolge der unter Druck injizierten Kontrastflüssigkeit und infolge der damit verursachten kräftigen Milzkontraktion eine unphysiologische Maßnahme darstellt, die den portalen Druck von sich aus erhöht, werden bei entsprechender Kontrastmenge nahezu immer einige der Zuflußvenen mit Kontrastmittel gefüllt. Am häufigsten ist die Füllung der Coronaria gastrica zu beobachten. Von hier aus füllen sich die paraoesophagealen Venen und die Oesophagusvenen (Abb. 13). Alle diese Kollateralen sind erweitert und können ein dichtes Gefäßknäuel bilden. Die klinisch wichtigsten sind die Oesophagusvaricen, die bei Ruptur lebensbedrohliche Blutungen hervorrufen können.

Es ist aber möglich, daß es bei der portalen Hypertension einen Zustand gibt, bei dem lediglich temporär eine Strömungsumkehr und eine Rückstauung in die Zuflußvenen erfolgt (LÉGER). Das Kollateralnetz hätte in diesem Zustand die Funktion, auftretende Druckspitzen abzufangen. WANNAGAT konnte derartige frühe Zustandsbilder der portalen Hypertension durch Untersuchungen im Liegen und im Stehen erfassen. Während im Liegen eine normale Strömungsrichtung bestand, trat nach Aufrichten in Schräglage ein kurzer Rückstrom in die V. mesenterica cranialis oder caudalis auf (orthostatischer Effekt).

Seltener als die V. coronaria gastrica sind die V. mesenterica cranialis und caudalis rückläufig mit Kontrastmittel gefüllt (Abb. 16). Über eine seltene Kollateralverbindung zwischen dem linken Pfortaderhauptast und dem Hämorrhoidal-Plexus auf dem Wege über eine kräftige transhepatische Vene berichten EVANS und O'SULLIVAN. In postmortalen Untersuchungen können transhepatische Kollateralen häufiger gefunden werden (DOEHNER et coll.). Interessant im Hinblick auf die Operationsmethode der spleno-renalen Anastomosierung ist das spontane Vorkommen von Kollateralen zwischen den Vv. gastricae und der V. lienalis einerseits und der V. renalis andererseits (DOEHNER et coll.). Bei postmortalen Füllungen bei Lebercirrhose sind häufig die Oesophagusvaricen nicht dargestellt (SCHOENMAKERS und VIETEN), auch wenn sie im intraoperativen Portogramm zu erkennen waren (DOEHNER et coll.). Als Erklärung dieser Diskrepanz nimmt DOEHNER eine große porto-cavale Anastomose an, die die Hauptmasse des Kontrastmittels aufnimmt und eine Füllung der Oesophagusvaricen verhindert.

Eine Vergrößerung des Kalibers der V. portae und der V. lienalis über die physiologische Schwankungsbreite hinaus, konnten wir nur gelegentlich feststellen. Die V. portae, die hepato-distal normalerweise Schwankungen zwischen 15,5 und 21,0 mm aufweist, war bei einer unserer Beobachtungen bis zu 30 mm verbreitert. Die V. lienalis weist bei der portalen Hypertension häufig abnorme Windungen auf, eine Erweiterung über das normale Schwankungsmaß ist jedoch relativ selten zu beobachten. Das gleiche Verhalten trifft für die beiden Pfortaderhauptäste zu.

3. Verkleinerung des portovertebralen Winkels

Der portovertebrale Winkel beträgt normalerweise 40—55° (LEBON et coll.). Infolge der Atrophie des Leberparenchyms verlagert sich der Leberhilus nach

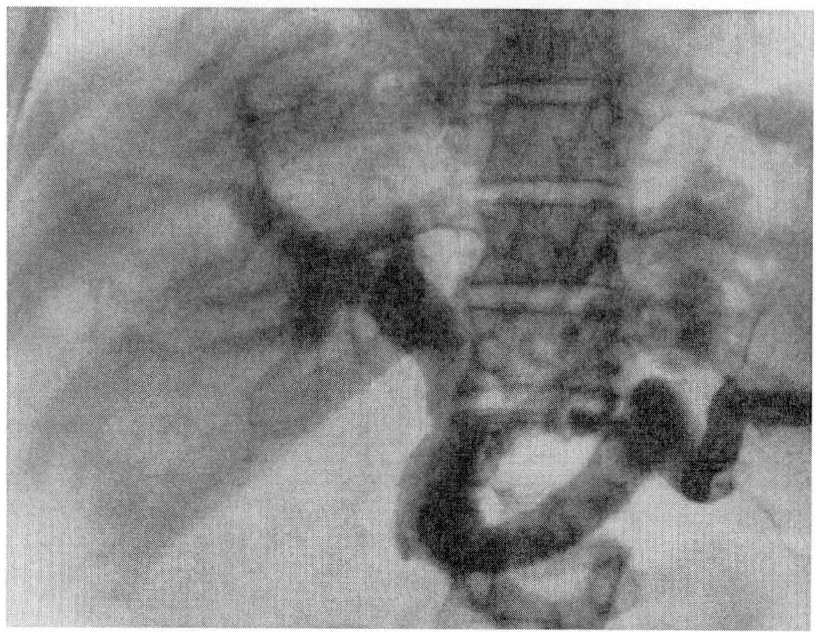

Abb. 14a u. b. 30jähriger Mann. In der Vorgeschichte Malaria, jetzt Oesophagusvaricen. Splenoportogramm, a) 6 sec p. i.

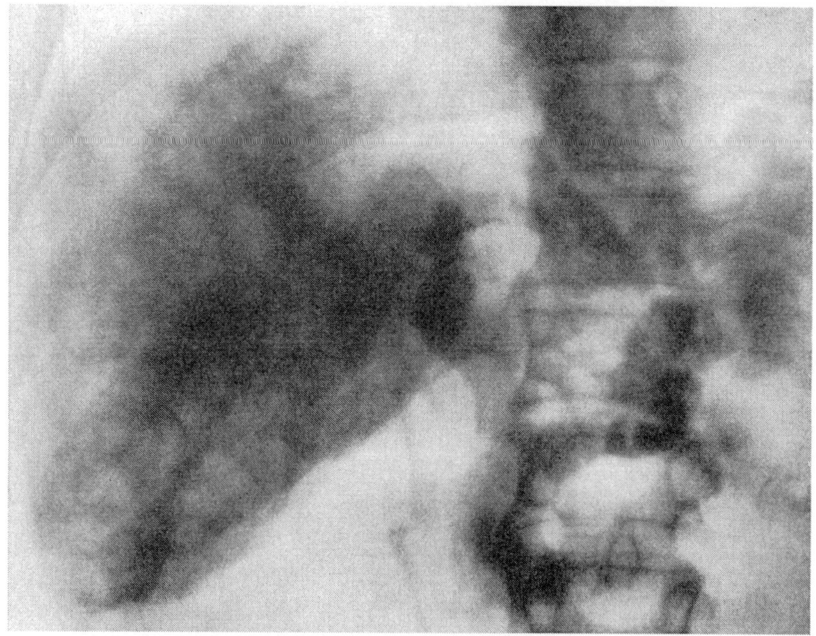

b) 20 sec p. i. Einseitige Lebercirrhose. Starke Einengung (Verschluß ?) des R. princip. sin. V. portae (4a). V. portae parallel zur Wirbelsäule (portovertebraler Winkel = 0). Keine Anfärbung des linken Leberlappens (4b). Operation: Doppelfaustgroße Kartoffelleber. Linker Leberlappen hochgradig atrophisch

medial, und die V. portae nimmt einen mehr vertikal gerichteten Verlauf ein. Dadurch wird der Winkel, den die V. portae mit der Wirbelsäule bildet, verkleinert. Ist die Atrophie nur auf einen Leberlappen beschränkt, so verhält sich der portovertebrale Winkel verschieden, je nachdem, welcher Lappen betroffen ist. Ist der linke Lappen atrophisch, so ist der Winkel ganz besonders stark verkleinert. Bei einer unserer derartigen Beobachtungen verlief die V. portae parallel zur Wirbelsäule, der portovertebrale Winkel war aufgehoben (Abb. 14a und b). Umgekehrt kann die Atrophie des rechten Leberlappens bei Hypertrophie des linken Leber-

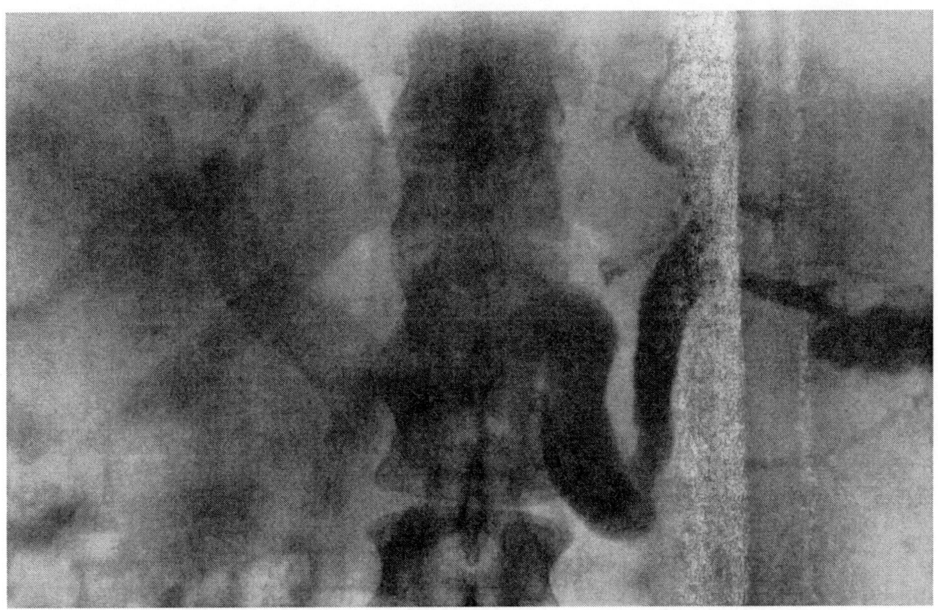

Abb. 15. 56jähriger Mann. Früher Wolhynisches Fieber, Ikterus. Jetzt blutende Oesophagusvaricen. Splenoportogramm 11 sec p. i.: Emptying time auf 9 sec verlängert. V. lienalis erweitert. Portovertebraler Winkel = 45°. Operation: Linke Leber vergrößert, rechte Leber atrophisch. Histol. (intraoperative Probeexcision): Lebercirrhose

lappens einen portalen Verlaufswinkel hervorrufen, der an der unteren Grenze der Norm liegt (Abb. 15). Bei der Bewertung des portovertebralen Winkels ist aber auch zu berücksichtigen, daß in 10% der Fälle eine anatomische Variante vorkommt, bei der der lienoportale Winkel unter 90° (s. S. 10) und damit der portovertebrale Winkel um 45° beträgt.

4. Rechtsverlagerung der lienoportalen Einmündung und Kranialverlagerung der Bifurkation der V. portae

Durch den gleichen Vorgang der Schrumpfung und Verkleinerung des Lebervolumens wird die V. portae und mit ihr die V. lienalis nach rechts verzogen. Die Einmündung der V. lienalis in die V. portae erfolgt bis zu 2 cm rechts paravertebral (Abb. 13), die V. portae wird nach kranial verlagert. Beide Befunde sind nicht konstant anzutreffen.

5. Veränderungen im Hepatogramm

Der deutlichste Befund einer atrophischen Lebercirrhose ist der verkleinerte Leberschatten während der Parenchymphase (Abb. 16b). Gelegentlich ist die

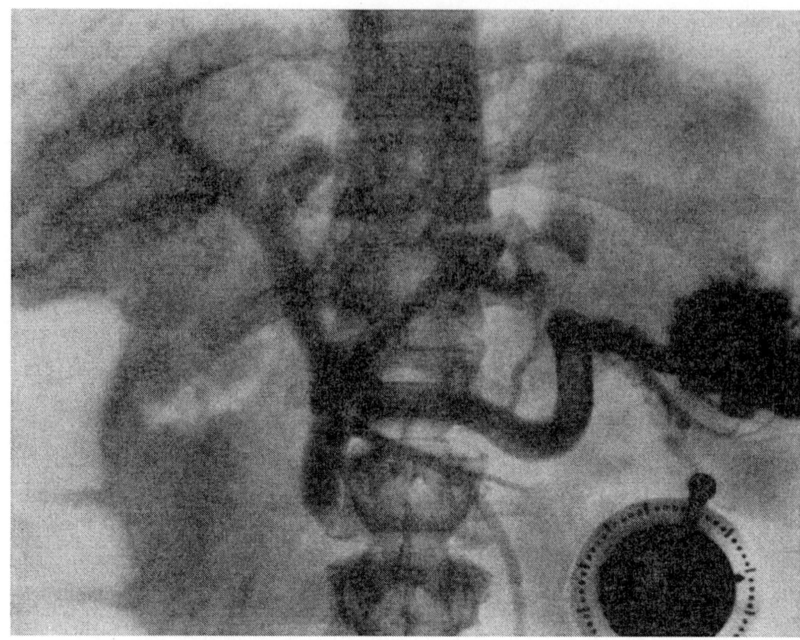

Abb. 16a u. b. 38jähriger Mann, früher Malaria, Ikterus, jetzt Teerstühle, blutende Oesophagusvaricen. Laparoskopisch: o. B. Splenoportogramm,
a) 11 sec p. i.

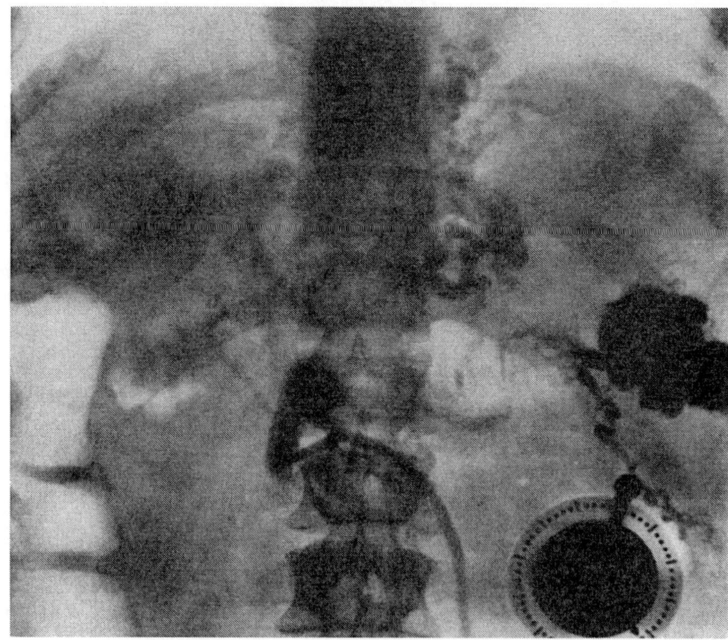

b) 26 sec p. i. Lebercirrhose und Thrombose der V. lienalis. Verlängerung der Milz-Leber-Zeit auf mindestens 11 sec (auf dem Bild 6 sec p. i. waren noch keine intrahepatischen Äste gefüllt). Portovertebraler Winkel = 20°. Gleichförmige Kontrastverminderung in der V. lienalis und gleichförmige Kontraststagnation in der V. portae über 20 sec (Thrombose). Die intrahepatischen Äste bilden ein ungeordnetes Netzwerk. Leberschatten verkleinert. Hepatogramm fleckig (prähepatographische Phase ?). Sektion: Atrophische Lebercirrhose. Ausgußthrombose der V. lienalis, der V. portae und des Anfangsteils der V. mesenterica cranialis und caudalis

Verschattung der Leber in der Parenchymphase nicht homogen, sondern fleckig. Von BERGSTRAND und EKMAN werden dafür lokale Unterschiede der Kontrastmitteldurchströmung infolge unterschiedlicher Gefäßobstruktion angeschuldigt. Entsprechend der lokalisierten Atrophie mit einer kompensatorischen Hypertrophie befinden sich Zonen mit gespreizten Gefäßen neben Zonen mit gerafften Gefäßen. Differentialdiagnostisch ist das fleckige Hepatogramm der Lebercirrhose schwer von dem Bild bei Cholostase (LEROUX und DE SCOVILLE) und bei multiplen Lebermetastasen zu unterscheiden. Gegen eine Verwechslung mit Darmgasaufhellungen im Leberschatten schützt die Leeraufnahme.

Das Bild des «arbre mort» (Abb. 13a), bei dem nur einzelne größere Pfortaderäste gefüllt sind, ist entgegen früheren Anschauungen kein pathognomonischer Befund für eine Lebercirrhose, sondern vielmehr eine momentane Phase, die bei reichlicher Kontrastmittelinjektion dem gewohnten Bild mit zahlreichen kleineren Ästen Platz macht (PIETRI und VIDEAU). Dennoch bleibt eine Disharmonie der feinen Pfortaderverästelungen auffällig (Abb. 16a).

Gelegentlich erscheinen die Vv. hepaticae früher als normal (BERGSTRAND und EKMAN), wahrscheinlich infolge der vermehrten Beanspruchung der portovenösen Anastomosen. Der Kontrast des Hepatogramms kann bei der starken Auffüllung der Kollateralen und möglicherweise auch infolge erweiterter portovenöser Anastomosen (POPPER et coll.) abgeschwächt sein, zumal wenn eine geringe Kontrastmittelmenge injiziert wird.

6. Thrombosen

Das Auftreten von Thrombosen bei einer Lebercirrhose ist kein allzu seltenes Ereignis (Abb. 16 und 17). Es führt zu einer zusätzlichen Erhöhung des Pfortader-

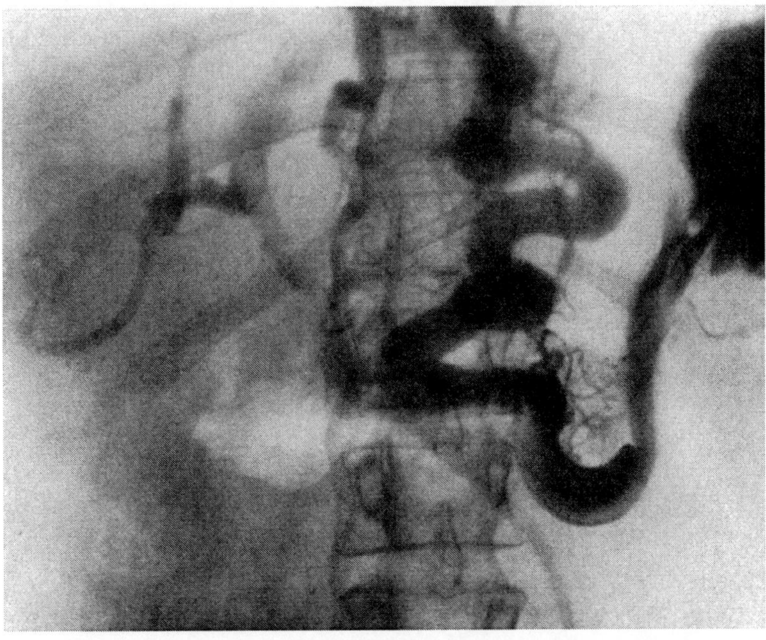

Abb. 17. 38jährige Frau. Nach Cholecystektomie dreimal Ikterus, jetzt Teerstühle. Splenoportogramm (12,5 sec p. i.): Fast vollständiger Verschluß der V. portae an der Einmündung der V. lienalis. Rückstauung in die erweiterte V. coronaria gastrica und V. mesenterica caudalis. Sektion: Ductogene Lebercirrhose bei Stenose des Ductus hepaticus. Stenose der V. portae durch ältere Thrombose

hochdruckes. Umgekehrt werden auch die Veränderungen in der Leber dadurch ungünstig beeinflußt. Das Splenoportogramm wird bei thrombotischem Verschluß völlig von der Symptomatik des extrahepatischen Hindernisses (s. w. u.) beherrscht (Abb. 17). Die präoperative Diagnose eines Thrombus in der V. lienalis oder in der V. portae an Hand des Splenoportogrammes ist von besonderer Bedeutung, da es bei einem operativen Eingriff zu einem Fortschreiten und

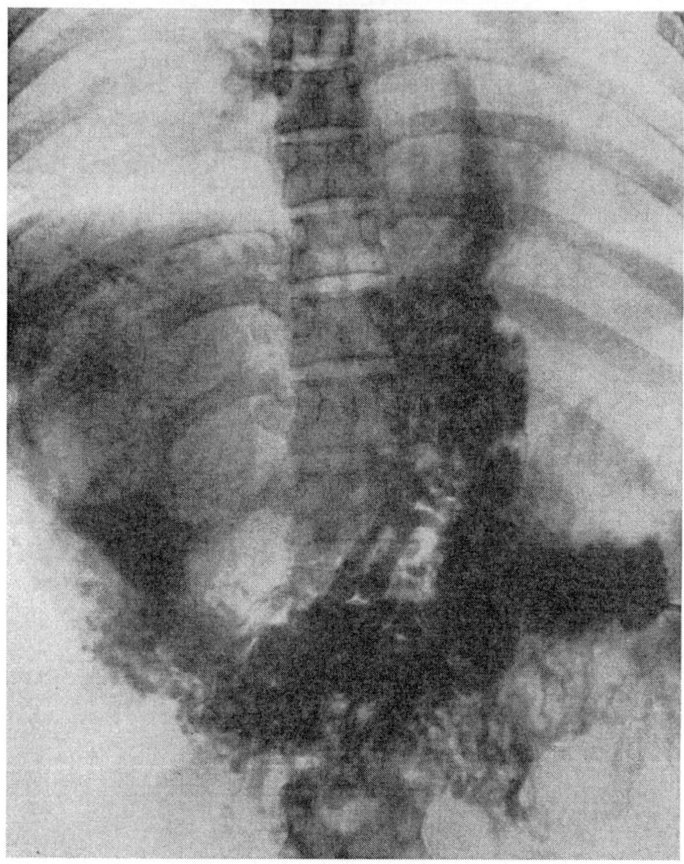

Abb. 18a u. b. 37 jährige Frau. Früher Typhus, jetzt blutende Oesophagusvaricen. Splenoportogramm a = 9 sec p. i.

Anwachsen des Thrombus mit vollständiger Blockierung der V. portae und mit folgendem Coma hepaticum kommen kann (Berchtold).

Auch intrahepatische Pfortaderäste können von einer Thrombose befallen und verschlossen sein. Klinisch kann selbst dieses isolierte Wegehindernis eine generalisierte portale Hypertension verursachen (Aure et coll.). Im Splenoportogramm ist ein solcher Verschluß schwer vom Gefäßbild bei einer hochgradigen, einseitigen Lappenatrophie zu unterscheiden (Abb. 14).

Von den prähepatischen Strombahnhindernissen sind die *Thrombosen in der V. lienalis und in der V. portae* die wichtigsten. Während die übrigen Hindernisse (vgl. Tab.) bei meist nur geringer Einengung der Strombahn eine zwar meßbare, aber klinisch nicht in Erscheinung tretende portale Hypertension verursachen, steht bei den Milz- und Pfortaderthrombosen der Pfortaderhochdruck ganz im Vordergrund des klinischen Bildes.

Im Splenoportogramm lassen sich wandständige Thromben, die das Gefäßlumen nur teilweise verlegen, von kompletten Ausgußthromben unterscheiden. Der wandständige Thrombus ist schwierig von dem "streamline effect" des

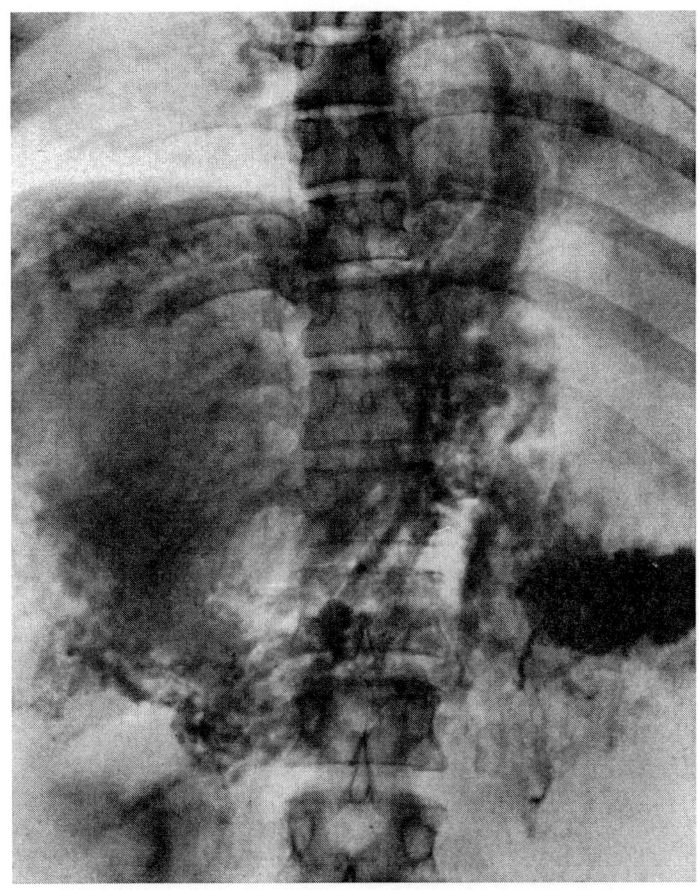

Abb. 18b. = 15 sec p. i.: Keine Darstellung der V. lienalis. Varicöses Venenkonglomerat im Bereich des Magens, das das Schleimhautrelief des Magens nachzeichnet. Oesophagus- und paraoesophageale Varicen. Operation: Angiomartiges Venengeflecht in der Umgebung des Magens. Intraoperative Probeexcision: Keine Lebercirrhose

Zustroms unkontrastierten Blutes aus einem anderen Gefäß zu trennen (Abb. 16 und 12). Liegt keine portale Hypertension vor, so spricht das für einen Stromlinieneffekt. Liegt aber eine portale Hypertension vor, so kann es sich um eine Thrombose oder um eine Lebercirrhose mit einem Stromlinieneffekt handeln. Eine sichere Entscheidung ist dann nicht möglich. Beide zeigen sich als eine bandförmige Kontrastverminderung, die sowohl wandständig als auch zentral liegen kann. Bei der Thrombose kann das Aufhellungsband breiter sein und auch an Stellen anzutreffen sein, an denen normalerweise keine Zuflußvenen zu erwarten sind. Dagegen kommt ein schlierenförmiges Aussehen mit mehreren lienären Kontrastverdichtungen bei beiden vor.

Die komplette Thrombose ruft einen vollständigen Verschluß hervor. Prästenotisch ist das Gefäß vermehrt gewunden und gelegentlich erweitert. Es bilden sich Kollateralen, deren Konvolute ein solches Ausmaß erreichen können, daß die Stelle des Verschlusses völlig überlagert ist (Abb. 18a und b). Bei einem derartigen Fall unserer Beobachtung war die V. lienalis nicht zu erkennen, sie war ausgedehnt überlagert von Venen des Magens, die sich unmittelbar aus perilienalen Venen füllten. Die Magenvenen verliefen hauptsächlich in Längsrichtung des Magens und zeichneten so sein Schleimhautrelief nach. Daneben waren dichte Gefäßknäuel gefüllt, die bei der Operation das Bild einer angiomatösen Neubildung vortäuschten.

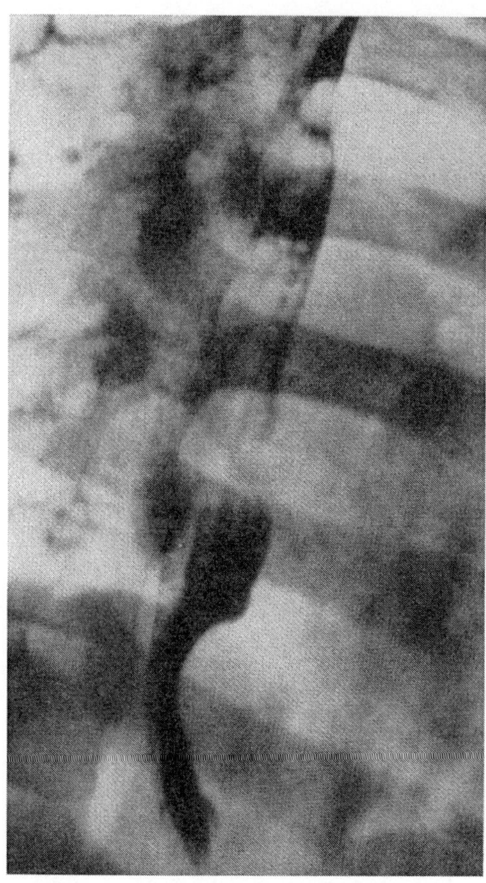

Abb. 19a—c. 9jähriger Junge mit Bluterbrechen. a) Impression an der linken Wand des unteren Speiseröhrendrittels

Ist die Verschlußstelle kurz, so überbrücken die Kollateralen das Hindernis, und die Strömung bleibt bei normaler Leber in den Kollateralen hepatopetal gerichtet. Liegt das Hindernis milznahe, so fließt dagegen die Strömung der Kollateralen hepatofugal (Bourgeon et coll.). Ausschlaggebend bleibt aber für den einzelnen Fall das Fassungsvermögen der hepatopetal gerichteten Kollateralen. Ist es groß genug, so werden die lieno- oder porto-cavalen Anastomosen mit ihrer hepatofugalen Stromrichtung nicht beansprucht. Es gibt jedoch auch Fälle, bei denen wie bei der Lebercirrhose ein Teil des Stromes hepatopetal, ein anderer Teil des Stromes hepatofugal fließt. Schließlich kann sich aber auch die Leber distal eines extrahepatischen Hindernisses verändern und zu einer wirklichen Barriere werden, die die Strömung dann ihrerseits umkehrt (Bourgeon et coll.). Die Durchströmungszeit ist in jedem Falle verlängert, allerdings ist sie wesentlich schwieriger als bei der Lebercirrhose zu messen.

Infolge der Benutzung des Umgehungskreislaufes wird der beiderseitige Rand des Thrombus meist nicht vom Kontrastmittel erreicht und markiert (Bergstrand und Ekman). Dadurch bleibt die wirkliche Ausdehnung des Thrombus verborgen. Liegt der Block in der V. lienalis, so kann die intraoperative Portographie von einer Zuflußvene zur V. mesenterica caudalis das Untersuchungsergebnis ergänzen, indem sie ermittelt, ob die V. portae frei oder ebenfalls verschlossen ist (Abb. 19b und c). Die intraoperative Portographie allein bleibt jedoch unvollständig, da sie den lienalen Schenkel nicht erfaßt.

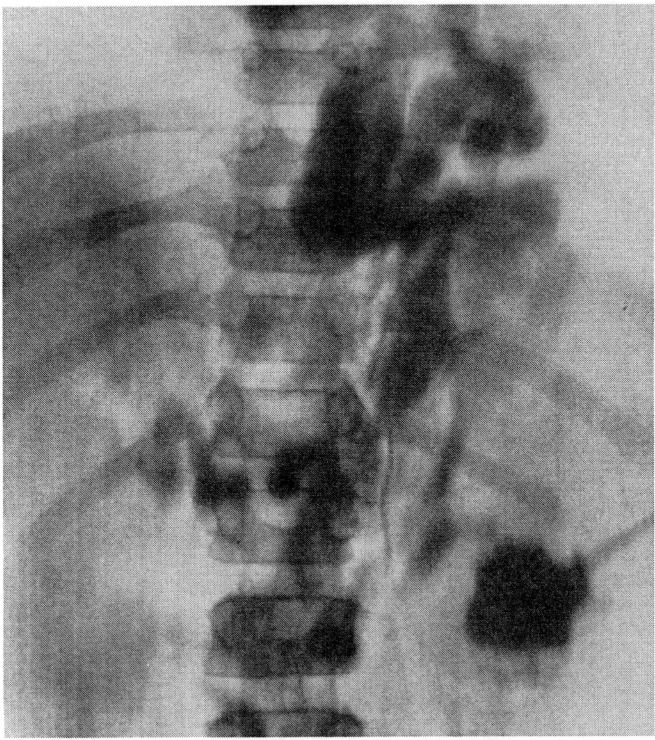

Abb. 19 b. Splenoportogramm (15 sec p. i.): Verschluß der V. portae an der Einmündung der V. lienalis (V. lienalis 9 sec p. i. dargestellt). Erweiterte paraoesophageale Venenkonvolute, die die Ursache der Oesophagusimpression sind

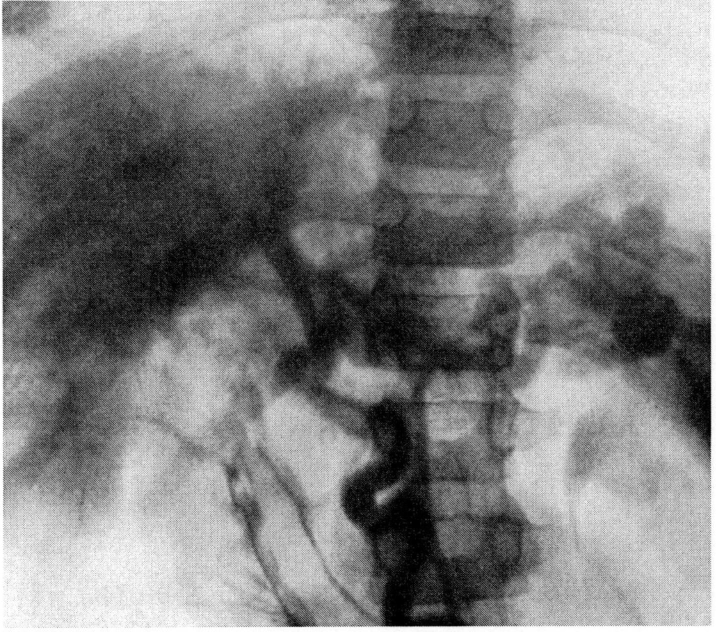

Abb. 19c. Intraoperative Portographie: V. portae im lebernahen Anteil durchgängig

Liegt die Thrombose distal der Einmündung der V. coronaria in die V. portae, so wird von allen Kollateralbahnen wie bei der Lebercirrhose die V. coronaria gastrica bevorzugt benutzt. Sie kann dabei eine erhebliche Kaliberzunahme erfahren (Abb. 17). Von ihr aus füllen sich die Oesophagusvaricen und die paraoesophagealen Venen. Letztere stellen sich auf den Kontrastbildern häufiger und deutlicher als die Oesophagusvaricen dar. Sie können ein solches Ausmaß erreichen und ein so dickes Gefäßknäuel bilden, daß sie an der Speiseröhrenwand eine tiefe Eindellung verursachen (Abb. 19a und b). Der Nachweis von Oesophagusvaricen gelingt durch die Bariumbreipassage weniger konstant als durch die Splenoportographie (Bergstrand und Ekman, Delay und Candardjis, eigene Erfahrungen). Seltener als die V. coronaria gastrica und in absteigender Häufigkeit werden die Vv. gastricae breves, die V. mesenterica caudalis und die V. mesenterica cranialis zum Kollateralkreislauf benutzt (Bergstrand und Ekman, Rousselot et coll.). Relativ häufig haben wir eine Füllung von paraportalen Kollateralvenen beobachtet.

Ein auffälliges Symptom, unter dem sich eine später durch Sektion nachgewiesene Thrombose zeigte, haben wir bei einem Fall mit gleichzeitiger Lebercirrhose beobachtet: Das Kontrastmittel stagnierte während der gesamten Dauer der Untersuchung über 21 sec in demjenigen Abschnitt der V. mesenterica cranialis, der von der Thrombose ausgefüllt war. Der konische, nach distal gerichtete Rand des Thrombus deckte sich dabei völlig mit dem konisch zulaufenden Ende der Kontrastfüllung in der V. mesenterica cranialis. Dieser Kontrastmittelrand behielt während der ganzen Untersuchung unverändert seine Form bei (Abb. 16a und b). Als Erklärung für dieses Bild möchten wir annehmen, daß der Thrombus den Anstrom des ungefärbten Blutes aus der Peripherie verhinderte und so eine formgleiche Auffüllung mit Kontrastmittel in dem, mit einem Thrombus versehenen Gefäßabschnitt ermöglicht hat.

So sicher die Füllung von Kollateralen als Zeichen einer portalen Hypertension zu verwerten ist, so wenig besteht jedoch eine Korrelation zwischen der Ausdehnung der Kollateralen und Oesophagusvaricen einerseits und der Höhe der portalen Hypertension andererseits (Bergstrand und Ekman).

Während bei der Thrombose das Hindernis zwar mehr oder weniger ausgedehnt, aber zumeist solitär ist, findet man bei den übrigen prähepatisch liegenden Ursachen der portalen Hypertension auch multiple Einengungen und Verschlüsse. Die Einengung der V. lienalis und der V. portae kann durch Druck oder durch Wandinfiltration von außen z. B. bei Tumoren des Pankreas, des Magens oder durch vergrößerte Lymphknoten zustande kommen. Sie kann verschiedene Ausmaße bis zum völligen Verschluß erreichen. Zusätzlich zur Einengung durch Druck oder durch Infiltration kann sich an dieser Stelle eine Thrombose entwikkeln, die sodann für die Gefäßsituation bestimmend wird.

Literatur

Abeatici, S., e L. Campi: Visualizzazione radiologica della porta per via splenica. Minerva med. (Torino) **92**, 593 (1951).

— e R. Ferrero: Sulle curve di propagazione del circolo splenoportale. Minerva chir. (Torino) **7**, 886 (1952).

ANACKER, H.: Leistungsfähigkeit und Grenzen der perkutanen Splenoportographie. Deutscher Röntgenkongreß Berlin 1956.

— K. DEVENS u. G. LINDEN: Leistungsfähigkeit und Grenzen der perkutanen Splenoportographie. Fortschr. Röntgenstr. **86**, 411 (1957).

ANGEI, A., F. NAPOLEONE e G. SPANU: La splenoportografia nella diagnostica della idatosi epatica. Radiol. med. (Torino) **42**, 1 (1956).

AURIG, G., H. J. SÜSSE, W. KOTHE u. O. SCHOLZ: Zur Kontrastdarstellung des Pfortaderkreislaufes nach percutaner translienaler Milzpunktion. Fortschr. Röntgenstr. **81**, 1 (1954).

BERCHTOLD, R.: Persönliche Mitteilung.

BERGSTRAND, J.: Studies on percutaneous lieno-portal venography. Lund: Hakan Ohlesons Boktrykerti 1957.

— and C. A. EKMAN: Percutaneous lieno-portal venography. Acta radiol. (Stockh.) **43**, 377 (1955).

— — Portal circulation in portal hypertension. Acta radiol. (Stockh.) **47**, 1 (1957).

— — Lieno-portal venography in the study of portal circulation in the dog. Acta radiol. (Stockh.) **47**, 257 (1957).

— — Percutaneous lieno-portal venography. Acta radiol. (Stockh.) **47**, 270 (1957).

BÉTOULIÈRES, P., M. PÉLISSIER, R. COLIN, A. BERTRAND et L. BOULAD: Cirrhose de Cruveillier-Baumgarten. Exploration phlébographique. J. Radiol. Électrol. **38**, 293 (1956).

BONTE, F. J., A. S. WEISBERGER and C. PIAVELLO: An evaluation of portal venography performed by intrasplenic injection of contrast material (splenography). Radiology **66**, 17 (1956).

BOTET, J. P.: Ann. Med. (Med.) **42**, 97 (1956).

BOULVIN, R., M. CHEVALIER, P. GALLUS und M. NAGEL: La portographie par voie splénique transpariétale (note prélininaire). Acta chir. belg. **50**, 534 (1951).

BOURGEON, R., H. PIETRI, R. DUMAZER, J. P. PANTIN et D. CATALANO: Etude de la splénoportographie normale. Technique et aspects normaux. Ann. Chir. plast. **11**, 537 (1957).

— — M. GUNTZ et J. VIDEAU: La splénoportographie dans les obstacles extrahépatiques. Sem. Hôp. Paris **34**, 1469 (1958).

CALABRESI, P., and W. H. ABELMANNI: Porto-caval and pulmonary anastomoses in Lannec's cirrhosis and in heart failure. J. clin. Invest. **36**, 1257 (1957).

CAROLI, J., A. PARAF et J. SCHWARZMANN: Vénographies portales. Sem. Hôp. Paris **28**, 32 (1952).

CATALANO, D., A. GIARDIELLO u. A. RUGGIERO: Acta radiol. (Stockh.) **43**, 285 (1955); Amer. J. Roentgenol. **73**, 971 (1955).

COINAUD, E.: Etude de la veine porte intrahépatique. Presse méd. **61**, 1434 (1953).

COOPER, D. R., R. C. BROWN, C. H. H. STONE III. and L. K. FERGUSON: Splenoportography. Ann. Surg. **138**, 582 (1953).

COPHER, G. H., and B. M. DICK: Streamline phenomena in the portal vein and the selective distribution of portal blood in the liver. Arch. Surg. **17**, 408 (1928).

DANIEL P. M., M. L. PRICHARD and P. E. REYNELL: The portal circulation in experimental cirrhosis of the liver. J. Path. Bact. **64**, 53 (1952).

DOEHNER, G. A., F. F. RUZICKA, G. HOFFMANN and L. M. ROUSSELOT: The portal venous system: Its roentgen anatomy. Radiology **64**, 675 (1955).

— — L. M. ROUSSELOT and G. HOFFMANN: The portal venous system: On its pathological roentgen anatomy. Radiology **66**, 206 (1956).

DOGLIOTTI, A. M., and S. ABEATICI: Transparietal splenoportal roentgengraphy and research on portal hypertension (our clinical experience). Surgery **35**, 503 (1954).

DREYER, B., and O. E. BUDTZ-OLSEN: Splenic venography. Lancet **262**, 530 (1952).

EGELI, E. S., I. ULAGAY and H. ALP: Transcutaneous determination of intrasplenic pressure and splenoportography. Forum Med. (Istanbul) **2**, 74 (1956).

EL-GHOLMY, A., H. GRACE, M. RAGAB, M. NABAWY, MANDOUH, GALER und NIMAT HASCHHIM: Veinography splénoportal chez la nourrisson et l'enfant. J. Pediat. **46**, 506 (1955).

EVANS, J. A., and W. D. O'SULLIVAN,: Percutaneous splenoportal venographie. Amer. J. Roentgenol. **77**, 312 (1957).

FAURE, C., J. AUVERT et E. GUY: La splénoportographie transpariétale appliquée aux hypertension portales de l'enfant. J. Radiol. Electrol. **35**, 778 (1954).

Federico, R. del, e G. Giannardi: La nostra esperienza in tema di spleno-portografia. Nunt. radiol. (Firenze) **21**, 946 (1955).

Fernström, J.: Portografi und perkutan inläggning av kateter in mjälken. Nord. Med. **54**, 1580 (1955); zit. nach Bergstrand u. Ekman.

Figley, M. M., W. J. Fry, J. E. Orebaugh and H. M. Pollard: Precutaneous splenoportography. Gastroenterology **28**, 153 (1955).

Fischer, H. W.: Colloidal stannic oxide. Radiology **4**, 488 (1957).

Fontaine, R., C. Bollack et E. Wolf: Rupture secondaire de la rate aprês spléoportographie. Presse méd. **1956**, 1198.

Gamba, A., F. de Bernardis e M. Magrini: Sull'accertamento preoperatorio di lesioni epatiche di interesse chirurgico mediante portografia per via splenica. Acta chir. ital. **11**, 359 (1955).

Gilfillan, R. S.: Anatomie study of the portal vene and its main branches. Arch. Surg. **61**, 449 (1950).

Guillemin, H., et P. Barry: Documents anatomiques concernant les vaisseaux et les canaux biliaires intrahépatiques. Lyon Chir. **50**, 813 (1955).

Gvozdanovic, V., E. Hauptmann, E. Najman and B. Oberhofer: Percutaneous splenic venography. Acta radiol. (Stockh.) **40**, 17 (1953).

Hauptmann, E., u. V. Gvozdanovic: Wien. med. Wschr. **104**, 1011 (1954).

— — A study of the lienoportal circulation using rapid serial roentgenography. C. R. 2. Congr. internat. d'Angéiol. **1956**, 633.

Heitzmann, E. R. jr., and L. G. Rigler: Percutaneous trans-splenic portal venography. Applications and hazards. Calif. Med. **86**, 229 (1957).

Hermeto, jr. S.: Accidente no esplenoportographie: rutura sub-capsular do baco, e grande hematoma da loja esplenica. 9. Congrès internat. du collège internationale de chirugiens Sao Paulo April 1954; zit. nach Léger, L.

Hunt, A. H.: An investigation of the pressures and speeds in the portal circulation. IVe congrès de l'association des sociétés nationales européennes et mediterranées de gastroentérologie. S. 27. Paris: Masson et Cie. 1954.

Jahnke, jr. E. J., E. D. Palmer, V. M. Sborov, E. W. Hughes and S. G. Seeley: An evaluation of the shunt-operation for portal decompressions. Surg. Gynec. Obstet. **97**, 471 (1953).

Kelty, R. H., A. H. Baggenstoss and H. R. Butt: The relation of the regenerated liver nodule to vascular bed in cirrhosis. Gastroenterology **15**, 289 (1950).

Kemp-Harper, R. A.: The clinical application of the portal venography in portal hypertension. Amer. J. Roentgenol. **73**, 755 (1955).

Lay, J. B. de, et G. Candardjis: Valeurs respectives du transit baryté et de la splénoportographie pur le diagnostic des variesooesogastriques. Gastroenterologia **89**, 83 (1958).

Lebon, J., M. Fabregoule et R. Le Go: Méthodes actuelles et données nouvelles en splénoportographie. Manométrie splénique. Seriographie portale. Algérie méd. **58**, 837 (1954).

Lefebre, J., J. Auvert et C. Fauré: Arch. franc. Pédiat. **6**, 1 (1955).

Léger, L.: Phlebographie portale par injection splénique intraparenchymateuse. Mém. Acad. Chir. **77**, 712 (1951).

— La mesure de la pression portale par ponction trans-splénique. Presse méd. **62**, 910 (1954).

— Splénoportographie. Paris: Masson & Cie 1955.

— Intérêt pratique de la splénoportographie. J. int. Coll. Surg. **26**, 755 (1956).

— L'inversion du courant portal. Les fausses images d'obstacle a la circulation sur le tronc porte. Presse méd. **64**, 1189 (1956).

— L. Gally, N. Arvay, J. Oudot et J. Auvert: La portographie. Téchnique. Etude expérimentale, anatomique et clinique. Presse méd. **59**, 410 (1951).

LeGo, R.: L'exploration du système porte par la splénoportographie et la manométrie splénique trans-pariètale. Thèse. Alger 1953; zit nach Léger.

Legré, J., H. Sarles et H. Marcoulides: La splénoportographie. Apropos de cas intéressants recueillis depuis un an. J. Radiol. Electrol. **38**, 998 (1958).

Leroux, G. F., et A. de Scoville: Splénoportographie transparietale. J. belge radiol. **37**, 89 (1954).

— — Contribution à la splénoportographie transpariétale: étude de l'hépatogramme. Acta gastro-enterol. belg. **10**, 697 (1956).

LEWITAN, A., A. K. BOGDANOVICS, M. LANGSAM and M. G. GOLDNER: Splenic venography and splenic arteriography their use for visualization of liver and spleen and their implication for the diagnosis of pancreatic lesions. Amer. J. Dig. Dis. **22**, 227 (1955).

MANCUSO, M.: Anatomia e tecnica chirurgica dell'exeresi tipica lobare e segmentaria del settore del fegato. Policlinico. Seg. chir. **64**, 127 (1957).

MENEGAUX, J. C.: La place de la splénoportographie dans le diagnostic des hémorragies digestives. J. Chir. (Brux.) **73**, 391 (1957).

MIKKELSEN, W. P., and A. C. PATTISON: Splenoportography in portal hypertension. Its value in selecting the operative procedure of choice. Calif. Med. **86**, 235 (1957).

MONTAGNANI, C. A.: Arch. ital. anat. embriol. **58**, Suppl. I (1953).

MOYSON, F., et A. DE SCOVILLE: Diagnostic et traitment des hémorragies digestives aiguis. Acta chir. belg. Suppl. I (1955).

NAKAYAMA, K.: Chirurg **26**, 277 (1955).

NEY, H. R.: Röntgenologischer Nachweis portovenöser und intervenöser Nebenschlüsse in der Leber. Acta radiol. (Stockh.) **49**, 227 (1958).

NGUYEN TRINH CO, A. K. SCHMAUSS, NGUYEN VAN KHE, TON DUC LANG: Die Bedeutung der Splenoportographie für die Diagnostik und die Kontrolle des Heilverlaufs der Leberabszesse. Fortschr. Röntgenstr. **89**, I, 13 (1958).

O'SULLIVAN, W. D., and J. A. EVANS: Splenoportal venography. Surgery **101**, 235 (1955).

PATRASSI, G.: Importanza e limiti della splenoportografia. Acta Med. Patavina **11**, 173 (1954), Milzsymposion. Innsbruck, September 1954.

PIETRI, H., et M. GUNTZ: Arch. Mal. Appar. dig. **44**, 857 (1955); ref. Zbl. Radiol. **50**, 192 (1956).

— et J. VIDEAU: Une splénoportographie „nouvelle manière" pour l'exploration des foies scléreux. Rev. int. Hépat. **5**, 529 (1955).

POPPER, H., H. ELIAS and D. E. PETTY: Vascular pattern of the cirrhotic liver. Amer. J. chir. Path. **22**, 717 (1952).

REYNOLDS, T. B., W. MIKKELSEN and A. G. REDEKER: Splenic hemorrhage following percutaneous splenoportography. J. Amer. med. Ass. **158**, 478 (1955).

ROUSSELOT, L. M., F. F. RUZICKA and G. A. DOEHNER: Portography in portal hypertension. Surg. clin. N. Amer. **36**, 1 (1956).

— — — Portal venography via the portal and percutaneous splenic rontes. Anatomic and Clinical Studies. Surgery **34**, 557 (1953).

SANSONE, G.: Lo studio radiologico dei vasi portali. La splenoportografia per via transparietale nel bambino. Minerva pediat. (Torino) **5**, 3 (1953).

SCHOENMAKERS, J.: Atlas postmortaler Angiogramme. Stuttgart: Georg Thieme 1954.

— u. H. VIETEN: Portocavale und portopulmonale Anastomosen im postmortalen Portogramm. Fortschr. Röntgenstr. **79**, 488 (1953).

SCHOLZ, O., W. KOTHE u. G. AURIG: Zur Anwendung der transperitonealen Splenoportographie. Zbl. Chir. **79**, 1521 (1954).

SCOVILLE, A. DE: Portographie par voie splénique transpariétale. Revue med. Liège **7**, 318 (1952).

— Déformations et thromboses de la veine splenique. Acta gastro-enterol. belg. **10**, 629 (1956).

— et G. F. LEROUX: Réflexions sur la portographie par voie splénique transpariétale. Acta chir. belg. **2**, 193 (1952).

SELDINGER, S. J.: A simple method of catheterization of the spleen and liver. Acta radiol. (Stockh.) **48**, 93 (1957).

SEREGE, H., and J. GLENARD: Contribution to the study of the circulation of the portal blood in the liver and of the localization in the hepatic lobes. J. Med. Bordeaux **31**, 271 (1901); zit. nach Copher und Dick.

VOSSCHULTE, K.: Über die Pathologie des Pfortaderdruckes und seine chirurgische Behandlung. Dtsch. med. Wschr. **79**, 604 (1954).

— u. G. BÖRGER: Über Indikation und Wirkung der Milzentfernung mit Ligatursperre der kardialen Venen bei Hypertonie im Pfortaderkreislauf. Langenbecks Arch. klin. Chir. **275**, 453 (1953).

WALKER, M. R., J. H. MIDDLEMISS and E. M. NANSON: Portovenography by intrasplenic injection. Brit. J. Surg. **40**, 392 (1953).

WANNAGAT, L.: Das laparoskopische Splenoportogramm bei der hepatischen Cirrhose. Acta hepat. **3**, 3 (1955).

— Die laparoskopische Splenoportographie. Klin. Wschr. **33**, 750 (1955).

— Bedeutet die laparoskopische Splenoportographie einen Fortschritt auf dem Gebiet der medizinischen Röntgendiagnostik. Fortschr. Röntgenstr. **84**, 509 (1956).

— WEESE, M. S. DE, M. M. FIGLEY, W. J. FRY, R. RAPP and H. L. SMITH: Clinical appraisal of percutaneous splenoportography. Arch. Surg. **75**, 423 (1957).

ZEILICOFF, R., G. BUZZI y A. BERTOLOTTO: Esplenoportografia. Su importanica en el estudio de la hipertensión portal. Press. méd. argent. **1957**, 1051—1068.

ZUBIANI, G., e L. CERRINI: Indicazioni e valore della splenoportografia transparietale. Osped. maggiore **43**, Heft 7 (1955).

Lebertumoren und Leberabscesse im Splenoportogramm

Von

Josef Rösch

Die Leber wird sehr oft von sekundären, metastatischen Geschwülsten betroffen. Primäre Geschwülste, seien es maligne oder benigne, kommen nur selten vor. Den parasitären Cysten und Abscessen begegnet man öfters nur in den subtropischen und tropischen Gegenden.

Ein bedeutendes klinisches Grundsymptom der Lebergeschwulst ist die Hepatomegalie. Wird die vergrößerte Leber bei der Palpation uneben und knotig gefunden, und ist die primäre Geschwulst bekannt, ist die Diagnose von Lebermetastasen leicht. Oft bleibt aber die primäre Geschwulst unbekannt, die Leber ist nur wenig vergrößert und ohne knotige Oberfläche. In solchen Fällen ist die Erkennung der Ursache der Hepatomegalie, die zahlreichen anderen Krankheiten gemeinsam ist, ziemlich schwer und manchmal sogar unmöglich. Die bisher angewandten Untersuchungsmethoden sind von bestimmten Nachteilen belastet. Das diagnostische Pneumoperitoneum deutet nur die Veränderungen der Leberoberfläche, und zwar nur einige Abschnitte davon. Die Leberpunktion fällt oft negativ aus, denn der erkrankte Abschnitt der Leber wird nicht immer getroffen. Auch die Laparoskopie gibt manchmal keine genügende Auskunft, da der Untersuchende nur einen Anteil der vorderen Leberfläche sieht, und die Veränderungen des Leberinneren verborgen bleiben. Die verläßlichste Methode ist direkte Inspektion und Palpation bei der Laparotomie, die entweder als Probelaparotomie oder zum Zweck einer Radikaloperation durchgeführt wird. Es können jedoch auch bei der Laparotomie dem Chirurgen pathologische Herde in der Tiefe oder in den hinteren Leberpartien entgehen (Leger), und bei der Operation bei mehr entfernt liegenden Organen ist der Chirurg oft nicht in der Lage, die Leber genügend zu untersuchen.

Eine genaue und verläßliche Diagnostik der Lebertumoren gewinnt z. Z. mehr und mehr an Wichtigkeit. Der Nachweis einer Lebergeschwulst ist heute nicht von gleicher Bedeutung wie früher, als der Chirurg bei der Feststellung von Lebermetastasen auf eine Radikaloperation des Primärtumors verzichtete oder bei einer primären Lebergeschwulst nur Linderungsmittel verordnete. Heute wird angestrebt, und diese Bestrebung gewinnt sicher in kurzer Zeit immer mehr Raum, die Lebergeschwülste wie die Geschwülste der anderen Organe zu behandeln, d. h. chirurgisch. Sowohl die Metastasen als auch die primären Geschwülste der Leber, die bislang für den Chirurgen ein „noli me tangere" darstellten, sind heutzutage Indikationen zum operativen Eingriff, einer teilweisen Hepatektomie. Es kommt nur auf die Ausdehnung der Geschwulst, ihre Lagebeziehung und den Ausschluß von multiplen diffus lokalisierten Geschwülsten an. Die Technik der Sektor- oder sogar der Segment-Hepatektomie wurde schon von Couinaud ausführlich ausgearbeitet, und die Chirurgie der Leber leidet nach LEGER mehr unter diagnostischen Unzulänglichkeiten als unter technischen Schwierigkeiten.

Die Splenoportographie stellt bei den Lebertumoren einen großen diagnostischen Fortschritt dar, und mit ihren Möglichkeiten überragt sie die bisherigen Untersuchungsmethoden. Die Splenoportographie weist nicht nur die Geschwulst nach, sondern stellt auch ihre Ausdehnung, ihre Lokalisation und ihre Ein- oder Vielzahl fest, so daß sie die Grundforderung einer richtigen Diagnostik erfüllt. Für den Chirurgen besteht ihre Wichtigkeit noch darin, daß sie daneben auch die Abgangsstelle und den Verlauf der hauptsächlichen intrahepatischen Pfortaderäste feststellt, was in erster Linie für die Planung und Technik der Operation wichtig ist. Die Splenoportographie stellt so eine Grunduntersuchungsmethode der sich entwickelnden Leberchirurgie dar. Das bedeutet jedoch nicht, daß die Splenoportographie das Problem der Diagnostik der Lebergeschwülste völlig zu lösen imstande ist. Auch sie hat ihre Nachteile, Grenzen und beschränkte Leistungsfähigkeit. Ihre Anwendung bedeutet aber einen großen Beitrag für die Praxis, und sie soll in jedem Falle einer unklaren Hepatomegalie, vor jeder Operation wegen einer Geschwulst bei Verdacht auf Lebermetastasen und vor jedem chirurgischen Eingriff an der Leber durchgeführt werden.

Das normale Hepatogramm

Die Leberfüllung hat zwei Phasen, Lebervenogramm und Leberparenchymanfärbung. Zur sicheren Auswertung des Hepatogrammes muß die Füllung der Zweige und die Parenchymanfärbung optimal sein, denn bei einer schlechteren Füllung sind Täuschungen möglich.

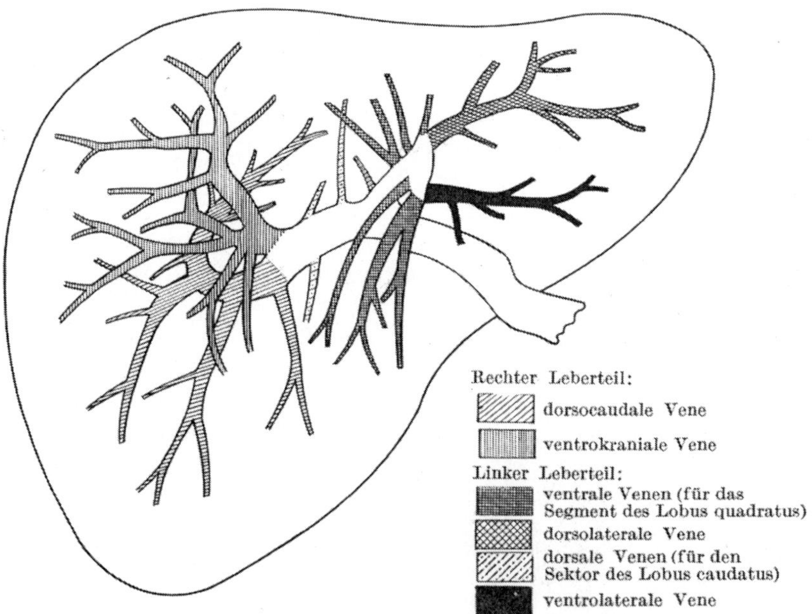

Abb. 20. Das topographische Schema einer typischen portalen Leberverzweigung

In der Phase der Venenfüllung werden die Leberzweige von den größten bis zu den winzigsten des 4., manchmal sogar des 5. Ranges, abgebildet. Dadurch wird das Lebervenogramm sehr reich und erinnert an einen buschigen Baum. Bei ausführlicher Auswertung des Hepatogrammes ist eine gewisse Regelmäßigkeit des Abganges und Verlaufes der einzelnen größeren Äste zu beobachten. COUINAUD, HJORTSJÖ, ABEATICI und andere Autoren, die Studien der Anatomie der Lebergefäße an Präparaten unternommen haben, stellten die Grundtypen der Zweige und ihre Variationen auf. BERGSTRAND bestimmte stereoskopisch den Verlauf der einzelnen Zweige auf röntgenologischen Summationsaufnahmen (Abb. 20). Es besteht in der Peripherie keine Verbindung zwischen den einzelnen intrahepatischen Pfortaderästen, und die Abschnitte des Leberparenchyms, die sie versorgen, stellen selbständige Einheiten dar. In der Leber, ähnlich wie in der Lunge, grenzen sich so zwei Hauptteile gegeneinander ab, der linke und der rechte und jeder Hauptteil wiederum in Sektoren und Segmente (Abb. 21a u. b). Die Gefäßeinteilung stimmt dabei nicht genau mit der anatomischen Einteilung überein. Die Sektoren und Segmente werden gegeneinander durch die Leberfissuren abgegrenzt. Diese sind recht gut an Korrosionspräparaten nachweisbar, und in ihnen verlaufen die abführenden Lebervenen.

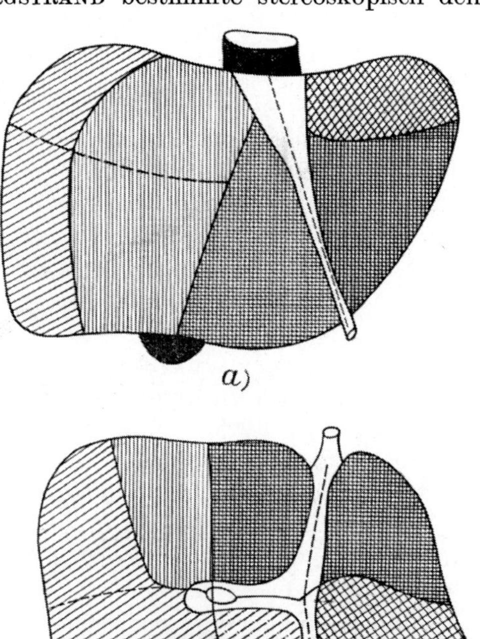

Abb. 21a u. b. Das Schema der Sektoreinteilung der Leber (nach COUINAUD). a) Ansicht von oben. b) Ansicht von unten. Die Fissuren zwischen den Sektoren in durchgehender, zwischen den Segmenten in unterbrochener Linie angegeben

Die Kenntnis der Anatomie der portalen Leberverzweigung ist von großer Wichtigkeit, denn sie erlaubt eine raumbildliche Vorstellung und Lokalisation der pathologischen Leberprozesse.

Die andere Phase der Leberfüllung ist die Parenchymanfärbung. Es kommt dabei zu einer Vertiefung des Leberschattens, die durch Füllung der kleinen Venen und Sinusoiden verursacht ist. Die Verschattung ist homogen mit stärkster Anfärbung im Hilus und in seiner Umgebung. Gegen die Peripherie nimmt ihre Intensität ab. Der Schatten des linken Leberlappens ist gewöhnlich nur sehr schwach. Der Übergang zu den verschiedenen Verschattungsstufen ist kontinuierlich. Nur am rechten Rande der Wirbelsäule findet man manchmal eine plötzliche auffälligere Herabsetzung der Intensität, die durch eine Verdünnung des Leberparenchyms an der Stelle der Fossa venae cavae caudalis bedingt ist. Eine flache ovale Aussparung, die manchmal in der Anfärbung der unteren Hälfte des rechten Lappens zu finden ist, kann durch die Verdünnung des Parenchyms im Bereiche des Gallenblasenbettes oder durch die Impression der rechten Niere verursacht sein. Von den Sinusoiden aus fließt das Kontrastmittel in die abführenden Lebervenen ab. Ihre Füllung ist auf den späteren Aufnahmen nach 15—25 sec sichtbar, ist gewöhnlich aber nur schwach.

Maligne Tumoren

Die splenoportographischen Bilder der Lebertumoren entsprechen dem pathologisch-anatomischen Charakter der Geschwülste. Die bösartigen Geschwülste, sowohl primäre als auch metastatische, sind nur von der Leberschlagader versorgt (Biermann, Mann) und zeigen eine große Neigung zur Infiltration in die Pfortaderzweige der Leber und in die Lebervenen (Willis, Popper). Das Einwachsen in die Venen ist hauptsächlich bei den primären Geschwülsten ausgeprägt, wo es sehr früh vorkommt. Es wird oft durch eine Thrombose kompliziert, die sich auch auf größere Zweige ausbreitet. Das splenoportographische Bild der malignen Lebertumoren ist sehr charakteristisch. Die wachsende Geschwulst verschiebt die benachbarten Zweige, wächst in ihr Lumen ein und verschließt sie, wobei sie selbst keine Pfortaderäste enthält. In den entsprechenden Phasen der Leberfüllung kommt dadurch der avasculäre Herd zum Vorschein. In seiner Umgebung sind die Zweige deformiert, verschoben, usuriert und oft amputiert. Diese Veränderungen sind unterschiedlich ausgeprägt und hängen hauptsächlich von der Größe und Anzahl der Geschwülste ab. So wird es möglich, dem Umfang der Veränderungen nach, die splenoportographischen Bilder in drei Gruppen einzuteilen:

1. Die kleinen Solitär- oder Einzelgeschwülste

Diese Geschwülste verursachen nur geringe Veränderungen an den gefüllten kleinen Leberzweigen. Die kleinen Zweige in der Nachbarschaft der Geschwulst sind leicht eingeengt, von atypischem Verlauf, leicht bogenförmig verschoben und umgeben den kleinen avasculären Herd. Manchmal wird ihre Verzweigung in die Form eines Nestes oder Halbmondes auseinandergedrängt. Diese Veränderungen sind aber nicht immer nachweisbar, da bei ausgiebiger Füllung die deformierten Äste von den benachbarten normalen Ästen überdeckt sind. Beweiskräftiger ist dann der Befund in der Phase der Parenchymanfärbung, in der ein scharf begrenzter wie ausgestanzter Defekt sichtbar wird, dessen Größe dem Umfang der Geschwulst entspricht (Abb. 22a u. b).

Damit die Geschwulst nachweisbar werde, muß sie ein gewisses Ausmaß erreichen. Sie muß nach Leger mindestens die Größe einer Pflaume, nach Brusori einer Walnuß und nach Portier einer Haselnuß erreichen. Der Umfang des Geschwulstherdes darf jedoch nicht für alle Abschnitte der Leber verallgemeinert werden. In den zentralen Abschnitten der Leber läßt sich sogar auch eine kleinere Geschwulst vom Durchmesser von 1 cm nachweisen. In der Peripherie des rechten Leberlappens wird es möglich, solche kleinen Geschwülste nur bei tadelloser Füllung der Zweige und vollständiger Parenchymanfärbung festzustellen. Sonst werden hier nur größere Geschwülste nachweisbar, die eindrucksvollere Veränderungen an den größeren Leberästen zur Folge haben. Die Geschwülste im

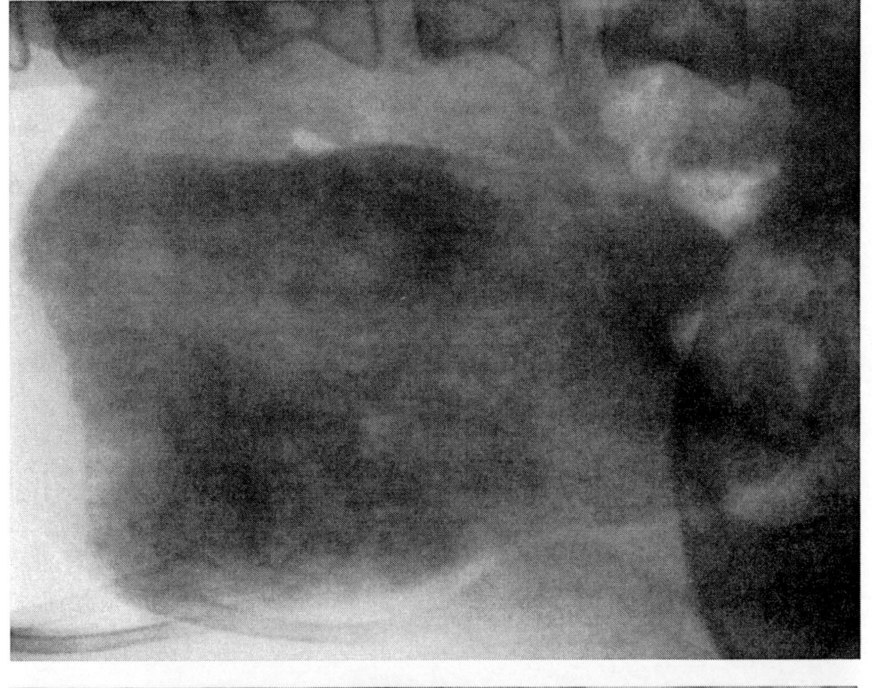

b

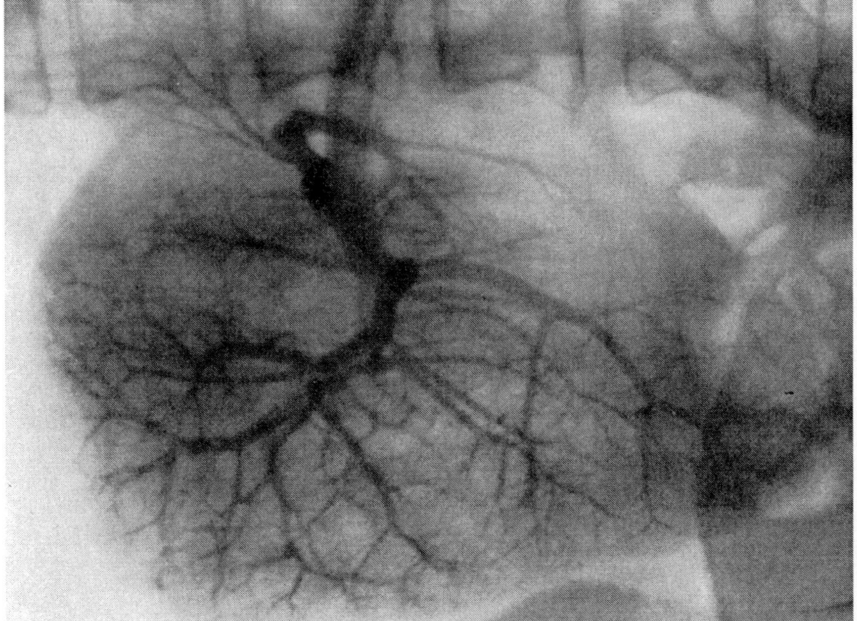

a

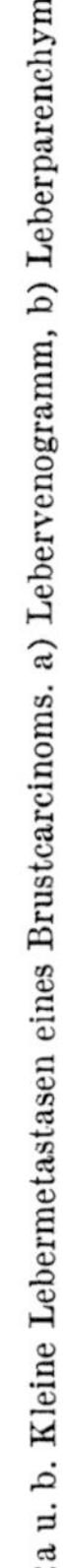

Abb. 22a u. b. Kleine Lebermetastasen eines Brustcarcinoms. a) Lebervenogramm, b) Leberparenchymanfärbung

linken Leberlappen sind nur sehr schwer festzustellen, denn die Auswertung der Zweige des linken Lappens ist infolge des Hineinprojizierens in die Wirbelsäule

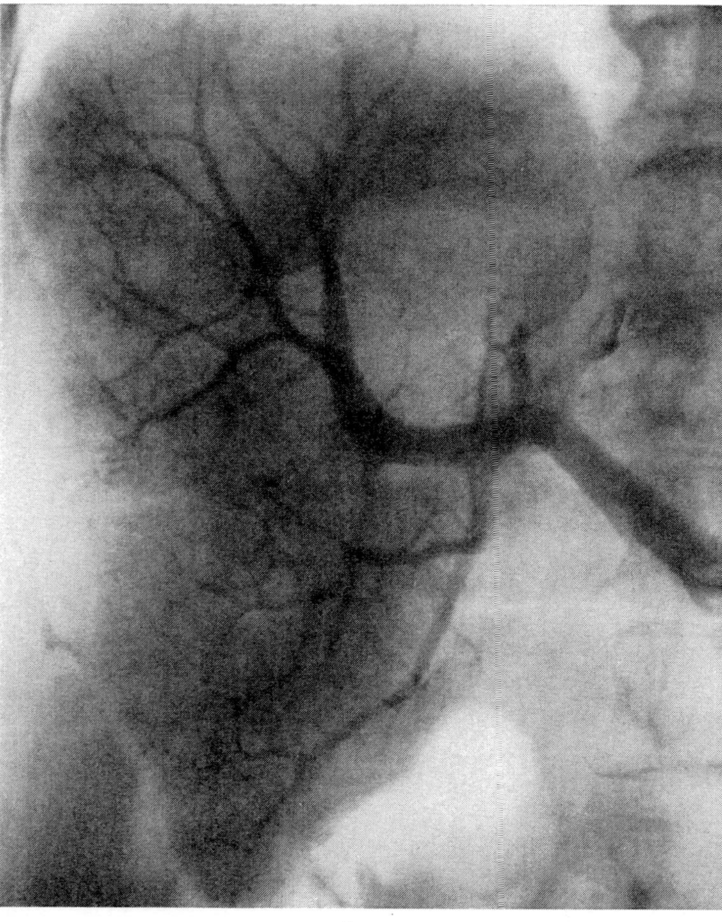

a

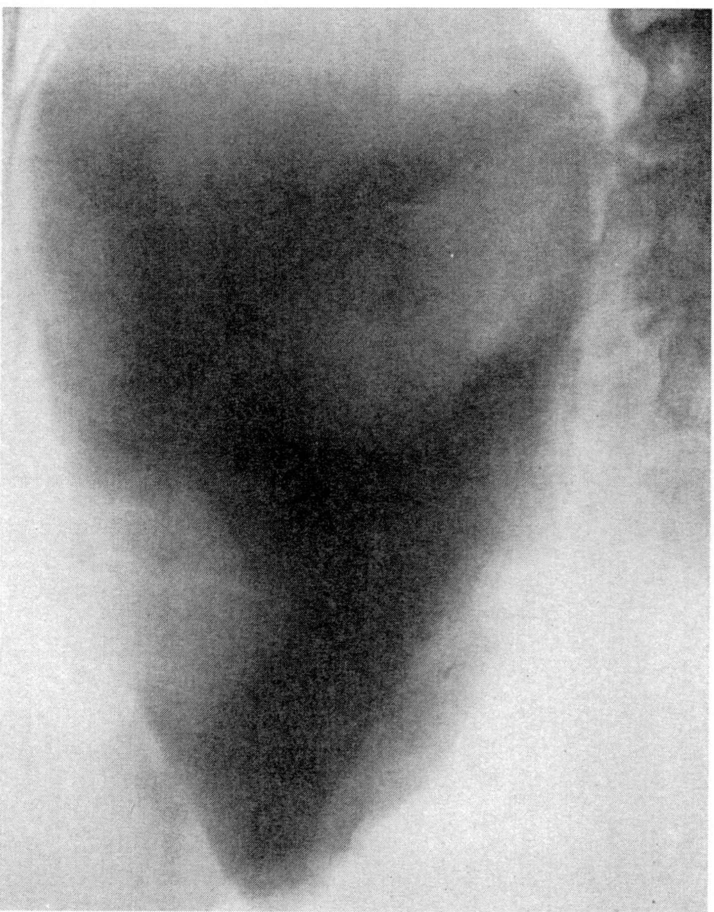

b

Abb. 23a u. b. Große Metastasen des rechten Leberlappens, ein Jahr nach Cholecystektomie wegen einer kleinen Gallenblasengeschwulst. a) Lebervenogramm, b) Leberparenchymanfärbung

schwierig, und auch seine Anfärbung wird gewöhnlich nur schwach. Besteht Verdacht auf eine Geschwulst im linken Leberlappen, so soll die Untersuchung in leichter Schräglage mit Rechtsdrehen des Kranken durchgeführt werden. Die Zweige des linken Lappens projizieren sich dann neben die Wirbelsäule und werden besser sichtbar. Sie projizieren sich zwar z. T. in die Verzweigung des rechten Leberlappens, es erfolgt jedoch eine bessere Auswertung als in der sagittalen Aufnahme. Eine genaue Beurteilung der topographischen Lage dieser kleinen Geschwülste ist sehr schwer, und falls die Veränderungen nur in der Phase der Parenchymanfärbung sichtbar werden, ist sie nicht möglich. Es kann dann nicht genau bestimmt werden, in welchem Sektor oder Segment die Geschwulst liegt. Der extrahepatische Abschnitt des portalen Flußbettes ist bei kleinen Geschwülsten normal, und es sind an ihm weder morphologische noch funktionelle Veränderungen festzustellen.

Differentialdiagnostisch sind die kleinen gutartigen Geschwülste, hauptsächlich Cysten, zu erwähnen. Die Splenoportographie kann jedoch bei diesen kleinen Geschwülsten den Charakter der Geschwulst nicht bestimmen, denn die Veränderungen an den kleinen Zweigen sind nur sehr wenig ausgeprägt und haben gewöhnlich nur den Charakter von Drucksymptomen.

2. Die größeren Solitär- oder Einzelgeschwülste

Die Geschwülste, deren Durchmesser mindestens 2—3 cm beträgt, verursachen schon deutliche Deformationen auch der größeren Zweige. In der Umgebung der Geschwulst sind die Zweige verdrängt, unregelmäßig eingeengt, ihre Konturen sind oft uneben, usuriert, und manche Äste sind amputiert. Der eigentlichen Geschwulst entspricht eine avasculäre Zone, die bei der Amputation eines der größeren Zweige noch an Größe zunimmt. Die nicht betroffenen Äste sind von normalem Aussehen, ohne Erweiterungen. Die Parenchymanfärbung setzt in den betroffenen Leberabschnitten ein wenig später ein, ist nicht homogen und enthält einen oder mehrere Defekte, je nach der Zahl der Geschwülste (Abb. 23a u. b). Mit dem Geschwulstwachstum vergrößert sich auch der avasculäre Abschnitt, und die Zahl der amputierten Zweige nimmt zu (Abb. 24). Bei einer umfangreichen Geschwulst kann sogar ein ganzer Lappen avasculär werden.

Bei einem unserer Kranken durchsetzte die Geschwulst beinahe den ganzen rechten Leberlappen. Wir führten bei ihm die Splenoportographie zweimal im Laufe von 5 Wochen durch. Bei der ersten Untersuchung füllten sich nur vereinzelte Zweige des rechten Lappens, die entweder zur Wirbelsäule verdrängt waren oder sich nach rechts richteten. Sie waren nach verschieden langem Verlauf verschlossen. Bei der zweiten Untersuchung war der avasculäre Abschnitt größer, auch die Verschiebung der Zweige war stärker ausgeprägt, und die Zahl der verschlossenen Äste hatte deutlich zugenommen.

Der Charakter der Veränderungen der Leberzweige kann manchmal eine Hilfe bei der Unterscheidung der primären von der metastatischen Geschwulst sein. Bei der primären Geschwulst kommt das Hineinwachsen in die größeren Äste deutlicher zum Ausdruck, und die Konturen der betroffenen Äste weisen Defekte auf, sie sind wie angenagt (Abb. 25a—c). Auch die Anwesenheit einer Thrombose in größeren Zweigen spricht eher für eine primäre Geschwulst. Jedoch eine genaue Differenzierung der Geschwulstnatur ist gewöhnlich unmöglich. Für die Planung einer Operation, Sektor- oder Segment-Hepatektomie, ist es von großer Wichtigkeit, die genaue Lokalisation der Geschwulst zu bestimmen. Zuerst erfolgt die genaue Bestimmung der Zweige, die durch die Geschwulst betroffen werden. Dann wird ihre Sektor- oder Segmentzugehörigkeit angegeben und auf diese Weise die Geschwulst lokalisiert.

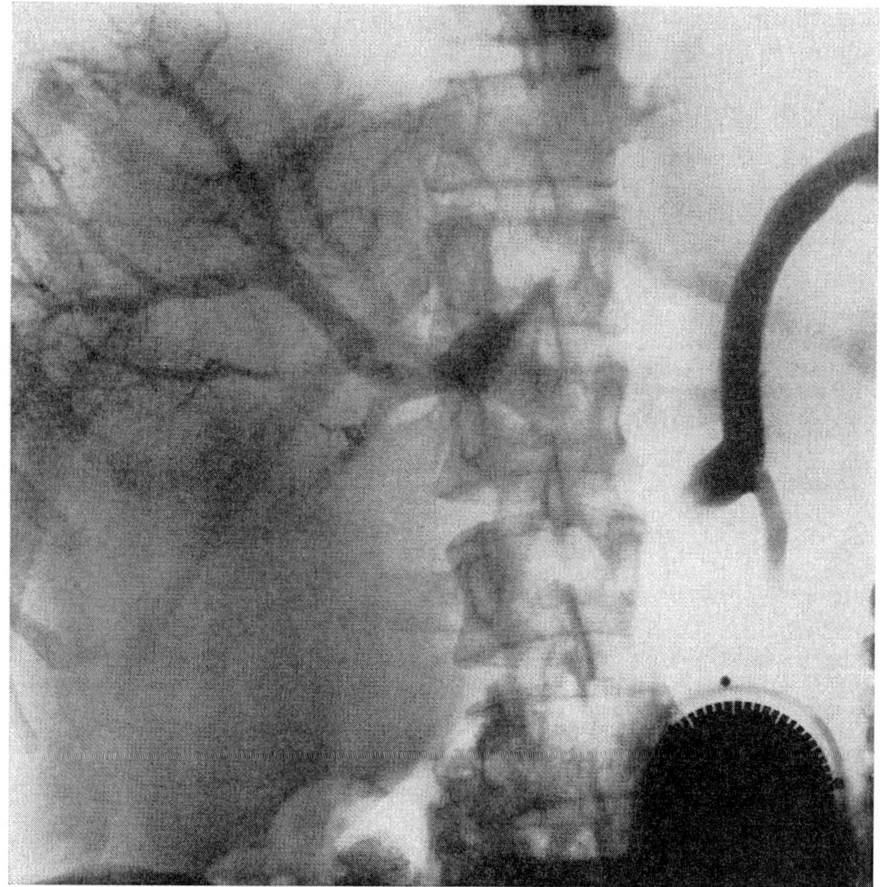

Abb. 24. Riesige Metastasen eines Sigmacarcinoms in der unteren Hälfte des rechten Lappens. Metastasenherde in den Lymphknoten in der Umgebung der Pfortader

Die extrahepatischen Venenanteile werden gewöhnlich bei den größeren Geschwülsten erweitert, und die Pfortader wird oft nach links verschoben. Ihre Aufzweigung kann sich manchmal bis auf die Wirbelsäule projizieren. Der Blutstrom ist verlangsamt, aber der Kollateralkreislauf wird gewöhnlich nicht gefüllt. Wenn es zur Füllung von Kollateralästen kommt, spricht das für sekundäre Geschwulstthrombosen in größeren Leberzweigen oder für Metastasen in den Lymphknoten in der Umgebung der Pfortader.

In der Differentialdiagnostik ist es wichtig, eine Lebergeschwulst von der Geschwulst der benachbarten Organe abzugrenzen, die in das Leberparenchym hineinwächst oder die Leber verdrängt. In Erwägung kommen vor allem die

a

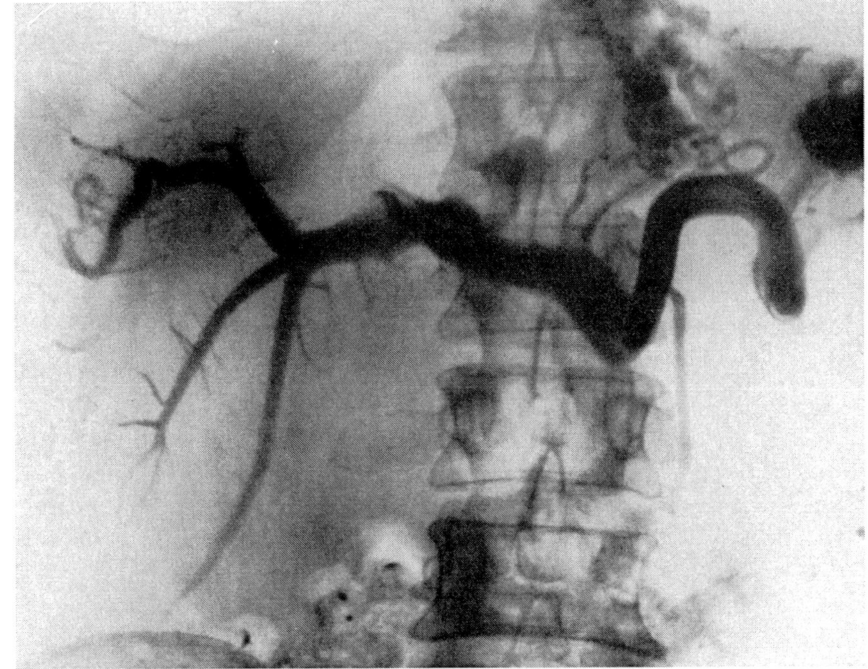

b

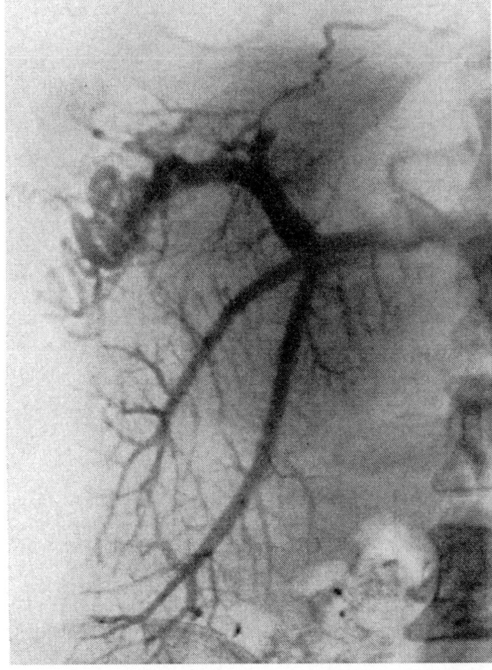

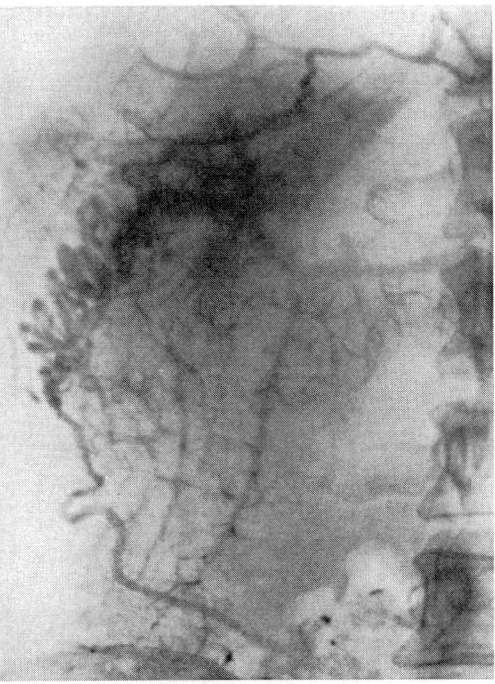

Abb. 25a—c. Hepatocelluläres Lebercarcinom bei gleichzeitiger Lebercirrhose. Die Geschwulst betrifft das obere Drittel des rechten und einen Teil des linken Lappens, durchwächst und verschließt die ventrokraniale Vene und den linken Haupttast. Ein großes Konvolut von atypischen neugebildeten Venen, die ihren Ausgang von einem Ast der dorsocaudalen Vene nehmen, entstand wahrscheinlich nach der Geschwulstthrombose der größeren Leberäste und verbindet den portalen Leberkreislauf mit dem der Hohlvenen (25c). a) Beim Injizieren des Kontrastmittels; b) Lebervenogramm; c) Übergangsphase

Geschwülste der Gallenblase und Gallenwege, die sehr häufig in den unteren Abschnitt des rechten Leberlappens hineinwachsen. Das splenoportographische Bild sieht dann sehr ähnlich dem Bilde einer Lebergeschwulst. Der untere Leberabschnitt ist avasculär, die nach unten führenden Zweige werden verschoben, deformiert und amputiert. Aber man findet hier zum Unterschied zur primären oder metastatischen Geschwulst, bei der der avasculäre Herd eher kreisförmig oder oval ist, einen streifenförmigen oder dreieckigen Herd mit linear oder angedeutet bogenförmiger Begrenzung (Abb. 26). Das Bild der Lebergeschwulst kann

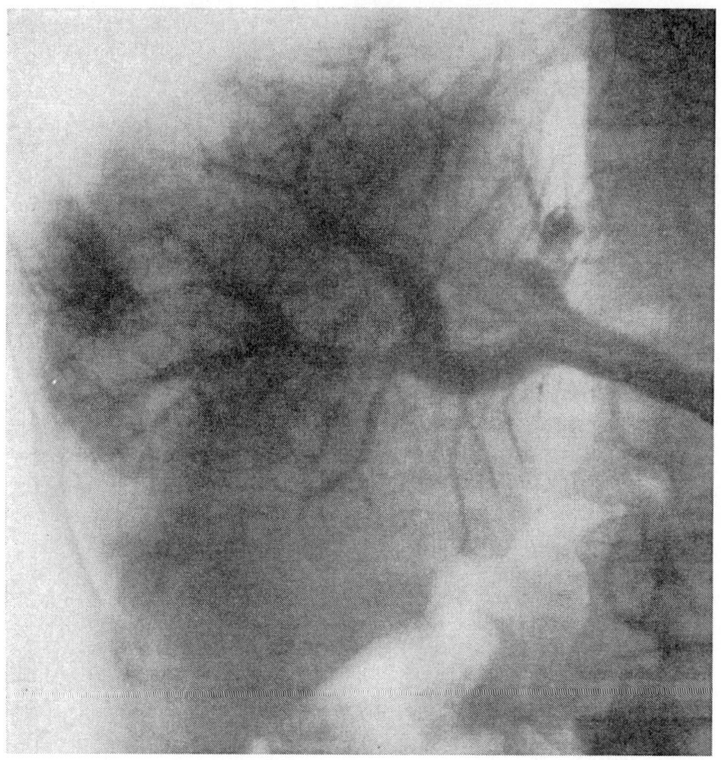

Abb. 26. Inoperable Gallenblasengeschwulst in die Leber infiltrierend

auch eine große Geschwulst in der Umgebung vortäuschen, die die Leber verschiebt. Die Zweige im verdrängten Leberparenchym sind deformiert, gewöhnlich nicht gefüllt, und der betroffene Leberabschnitt wird so avasculär.

Auf dieses Bild wurde von LEGER hingewiesen. Bei seinem Kranken wurde die Leber durch ein riesiges perirenales Hämatom verdrängt. FEDERICO beobachtete einen Kranken, bei dem ein umfangreiches Myxosarkom der subhepatalen Gegend ein ähnliches Bild zur Folge hatte. Bei unserem Kranken mit großem Carcinom der rechten Nebenniere wurde der rechte Leberlappen nach vorne gedrängt und auf Fingerbreite eingeengt. Es kam nicht zur Füllung seiner Zweige, so daß wir an eine Lebergeschwulst dachten. Die Ursache der Veränderungen deckte erst die Laparotomie auf. Nach Entfernung der Geschwulst zeigte die

a

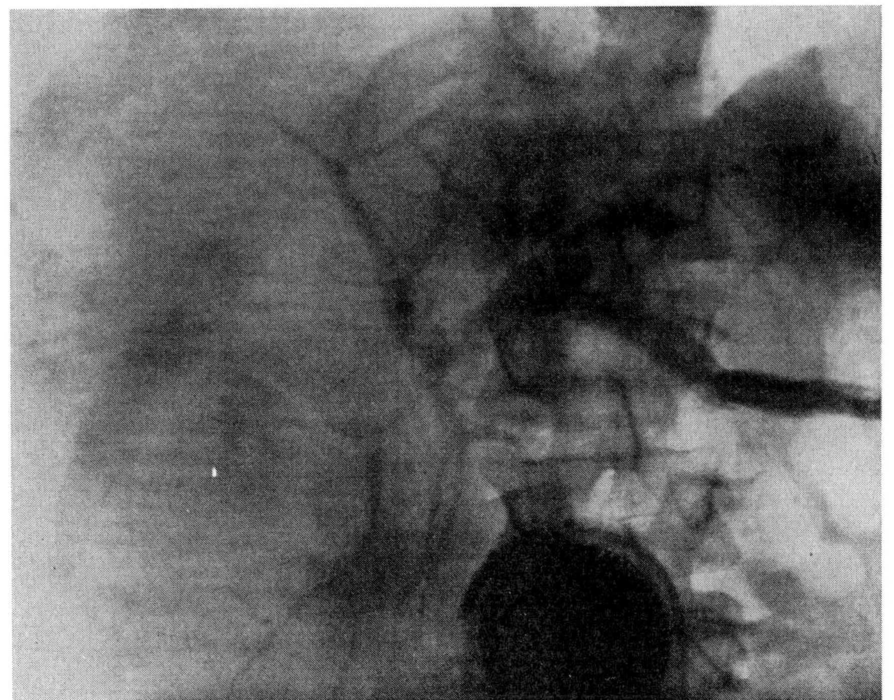

b

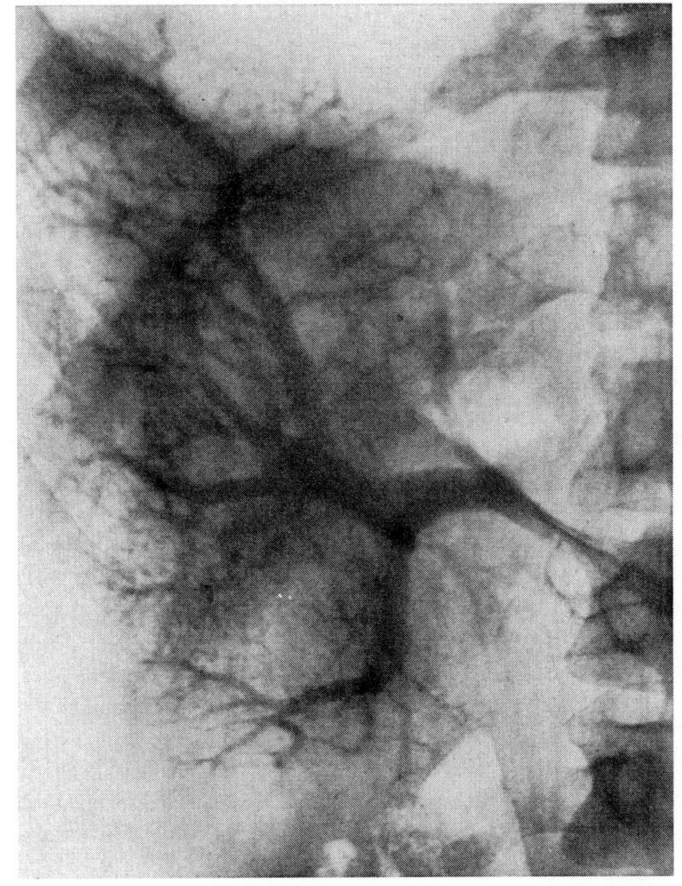

Abb. 27a u. b. Großes Carcinom der rechten Nebenniere mit Verdrängung der Leber. a) Vor der Operation; b) Nach der Operation

Splenoportographie eine sehr gute Füllung der Leberverzweigung im ganzen rechten Leberlappen (Abb. 27a u. b).

Auf diese Möglichkeit, daß die Veränderungen durch den Druck aus der Umgebung hervorgerufen werden könnten, kann das ausschließliche Vorhandensein von Druckveränderungen an den deformierten Ästen und die kompensatorische Hypertrophie des nicht betroffenen Parenchyms aufmerksam machen. Eine genaue Differenzierung der beiden Prozesse nur aus dem Splenoportogramm wird jedoch sehr schwer und oft sogar völlig unmöglich sein. Eine Entscheidung bringt gewöhnlich erst die Splenoportographie im Zusammenwirken mit den anderen Untersuchungsmethoden.

3. Multiple Metastasen

Das Bild der multiplen Metastasen ist sehr charakteristisch. Es wurde sehr anschaulich von GUILLEMIN auf Plexiglasabgüssen der intrahepatischen portalen Venen gezeigt. Der Umfang der Veränderungen auf dem Hepatogramm hängt von der Größe und Anzahl der Metastasen ab.

Der Charakter der Metastasenherde beeinflußt hauptsächlich das Bild der Leberzweige. Bei winzigen und multiplen Metastasen sind die Veränderungen der Leberäste gewöhnlich weniger auffallend, denn infolge der Aussaat und Vielzahl der Herde werden die Druckveränderungen gegenseitig aufgehoben. Nur die Gesamtverzweigung wird etwas ärmer, die Äste niederer und manchmal auch mittlerer Ordnung sind gestreckt, ohne normale Biegung und stellenweise von ungleichmäßigem Durchmesser. Ihre Verzweigung ist atypisch und erfolgt oft in stumpferem Winkel. Erreichen die einzelnen Herde die Größe einer kleinen Nuß, so werden die Veränderungen an den Leberästen schon sehr gut sichtbar. Im ganzen ist die Verzweigung der Leberäste deutlich ärmer, denn es kommt gewöhnlich nicht zur Darstellung der kleinen Zweige. Die Äste mittlerer Ordnung sind enger, straffer und verlieren ihre Elastizität (Abb. 28a). Ihr Lumen ist nicht gleichmäßig, sie sind stellenweise in Form von Knötchen erweitert, stellenweise wiederum eingeengt, und manchmal werden an ihnen flache, tiefere oder sogar girlandenförmige Impressionen nachweisbar. Die Verzweigung von manchen Ästen wird oft defiguriert, gewöhnlich in Form einer Krebsschere oder eines Puffers auseinandergedrängt. Mit der Zunahme der Größe der metastatischen Herde gewinnen die Veränderungen immer mehr an Beweiskraft. Zu den angeführten Veränderungen, die immer mehr ausgeprägt werden, schließen sich noch Veränderungen an, die auf große Druckvorgänge hinweisen. Die einzelnen Äste mittlerer und auch größerer Ordnung werden unregelmäßig verschoben und umgeben oft die avasculären Herde. Es kommt immer mehr die Amputation der Zweige III. und manchmal auch II. Grades zum Ausdruck (Abb. 29a). Bei großen Metastasen wird das Hepatogramm sehr arm, und es wird oft nur von einigen größeren, stark deformierten Zweigen gebildet.

Sehr wichtig und bei den kleinen multiplen Metastasen am deutlichsten sind die Veränderungen in der Übergangsphase und hauptsächlich in der Phase der Parenchymanfärbung. Der Blutstrom wird in dem betroffenen Leberabschnitt verlangsamt, und die Füllung der Zweige bleibt hier längere Zeit bestehen. In weniger betroffenen oder in Abschnitten ohne Metastasen ist die Strömungsgeschwindigkeit normal. In der Übergangsphase entsteht so ein typisches Bild: Parenchymanfärbung in den normalen Abschnitten, restliche Kontrastfüllung in den betroffenen Venenästen. Noch charakteristischer wird das Bild in der

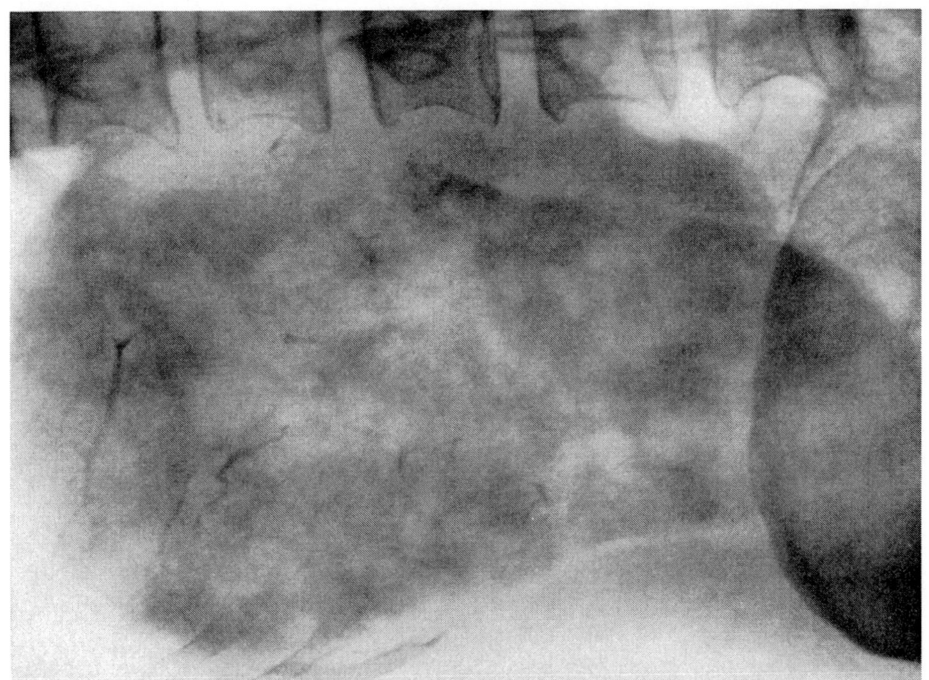

b

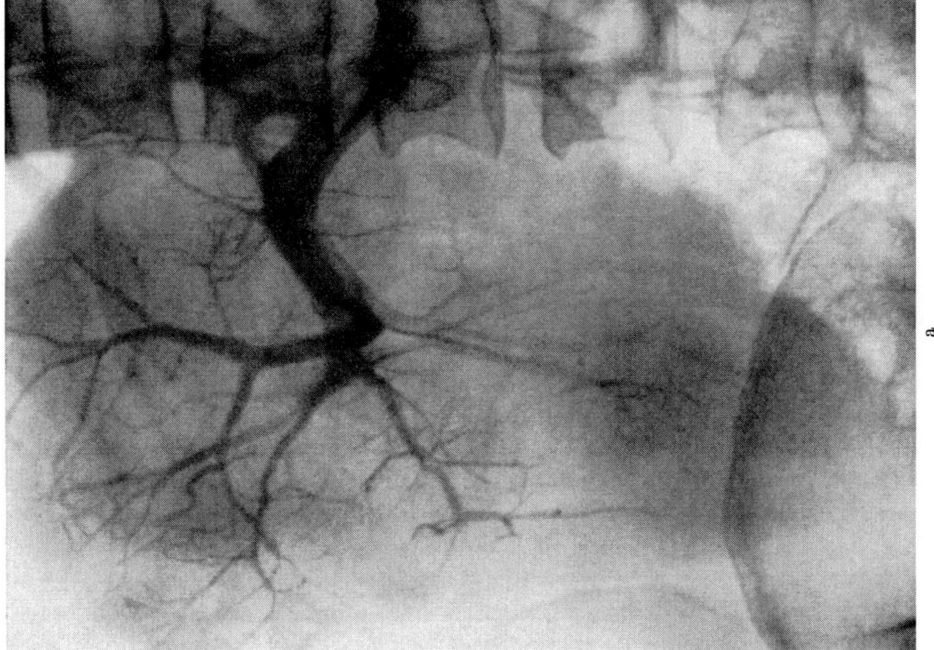

a

Abb. 28a u. b. Multiple Lebermetastasen eines Mammacarcinoms. a) Lebervenogramm; b) Leberparenchymanfärbung

Phase der Parenchymanfärbung. Der Leberschatten ist nicht homogen, er ist von vielen verschieden großen Aussparungen durchsetzt, wodurch das typische „Bild der durchlöcherten Leber“ entsteht (Abb. 28b u. 29b). Jeder Defekt entspricht einem Geschwulstherd. Eine genaue Bestimmung der Zahl der Metastasenherde ist aber unmöglich, denn die Defekte in der Parenchymverschattung projizieren sich aufeinander, so daß die Anzahl der Metastasenherde kleiner erscheint.

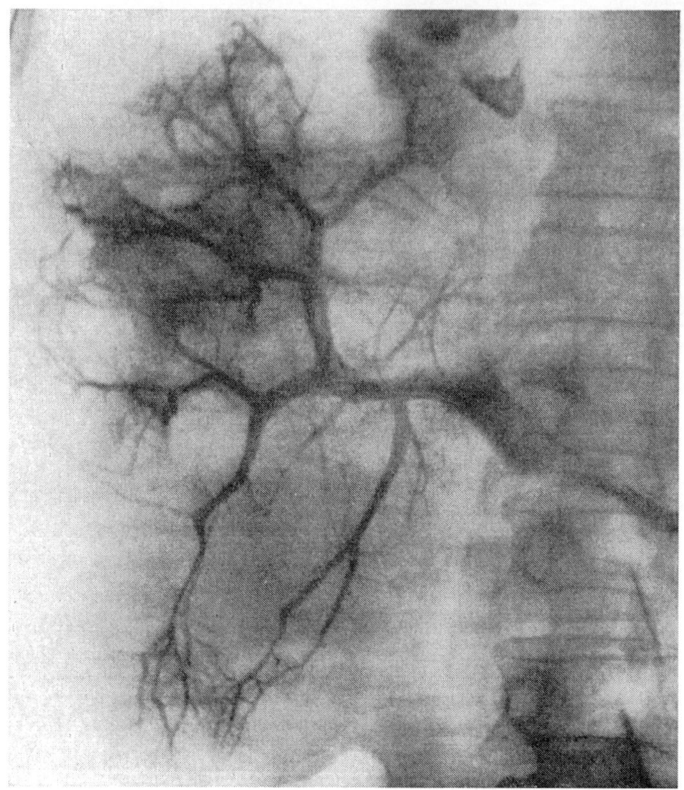

Abb. 29a u. b. Zahlreiche großknotige Lebermetastasen eines Lungencarcinoms. Metastasen in den Lymphknoten in der Umgebung der Pfortader.

a) Lebervenogramm

Im extrahepatischen Pfortaderverlauf findet man bei den multiplen Metastasen oft Merkmale eines beginnenden passiven Hochdruckes und einer Stauung. Der splenoportale Stamm wird leicht erweitert, und der Verlauf der Milzvene wird mehr gewunden. Die Pfortader wird oft durch die vergrößerte Leber nach links verlagert, und ihre Aufzweigung liegt manchmal vor der Wirbelsäule. Die Durchströmung ist leicht verlangsamt, und es wird vor allem die Entleerung verzögert. Das Kontrastmittel verweilt in den Gefäßen länger als 8 sec. Der Kollateralkreislauf wird jedoch nicht gefüllt. Falls es retrograd zur Füllung einiger Zustromäste kommt, so spricht das für Metastasen auch außerhalb der Leber, gewöhnlich für Lymphknotenmetastasen am Leberhilus oder in der Umgebung der Pfortader.

Wenn auch das Bild der multiplen Metastasen sehr charakteristisch ist, so müssen doch in der Differentialdiagnostik eine hypertrophische großknotige Cirrhose, herdförmige perivasculäre Entzündungsinfiltrate, eine fortgeschrittene Lebercholestasis und angeborene Lebercysten ausgeschlossen werden.

Die hypertrophische, großknotige Cirrhose ist von den Metastasen durch die extrahepatischen Veränderungen leicht zu unterscheiden. Gewöhnlich ist dabei eine erhebliche Stauung und ein passiver Hochdruck mit Füllung der Kollateralen

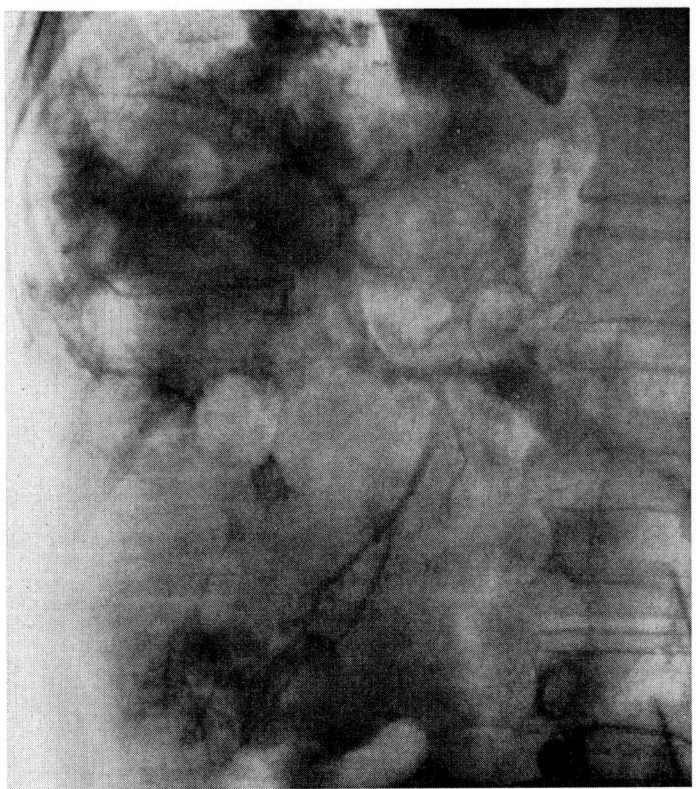

Abb. 29 b. Übergangsphase

und oft sind auch Varicen des Magens und der Speiseröhre nachweisbar. Auch an den Leberzweigen sind die Veränderungen, die auf die Bindegewebsbildung in der Umgebung der Gefäße hinweisen, sichtbar: eine Einengung der Äste im Ganzen und ein gestreckter Verlauf der Gefäße. Auch die Parenchymanfärbung ist bei der Cirrhose weniger ausgeprägt, denn ein Teil des Kontrastmittels fließt in den Kollateralkreislauf ab und der Blutstrom in den Gefäßen ist stärker verlangsamt als bei den Metastasen. Wenn es jedoch zu einer Geschwulstentwicklung — malignes Hepatom — auf dem Boden einer Cirrhose kommt, erfolgt die Unterscheidung beider Prozesse erst spät. Gewöhnlich erst dann, wenn die Geschwulst einen größeren Umfang erreicht und sich mit typischen Veränderungen auch an den durch den cirrhotischen Prozeß deformierten Zweigen äußert. Für eine Geschwulst ist dann das Hineinwachsen in die Venen kennzeichnend mit ihrer Amputation

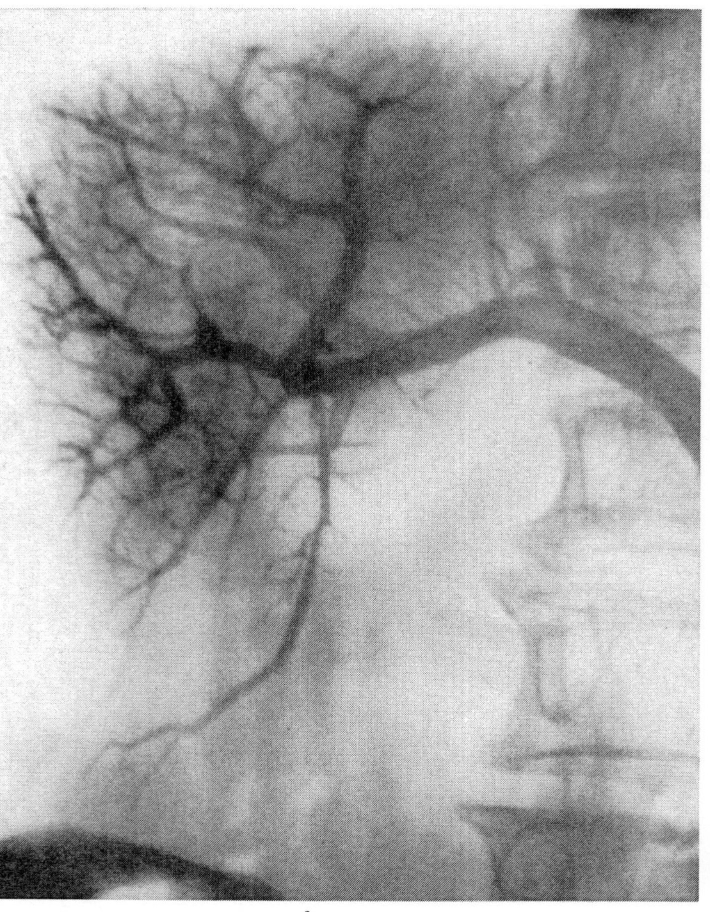

a

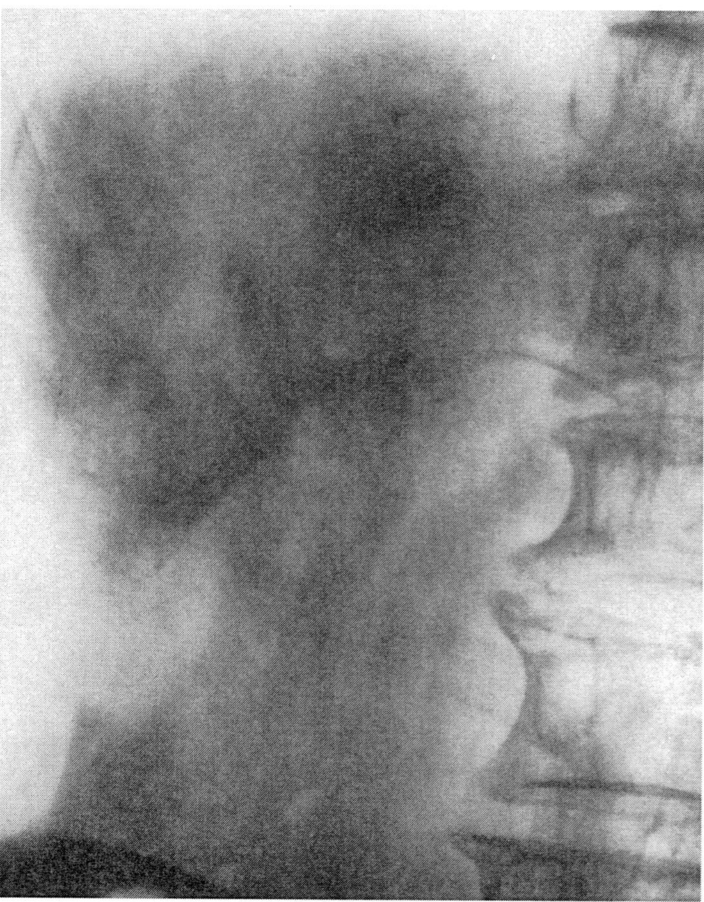

b

Abb. 30a u. b. Fortgeschrittene Cholestase mit Obstruktionsikterus und mit starker Erweiterung der Gallenwege bei einer Geschwulst der Papilla Vateri. a) Lebervenogramm; b) Leberparenchymanfärbung

und unscharfen, defekten wie angenagten Konturen der betroffenen Venen (Abb. 25).

Die entzündlichen Herdfiltrate in der Umgebung der kleinen Gefäße bei der Hepatitis können in gewissem Grade ähnliche Veränderungen verursachen, wie kleine Metastasen. Vor allem in der Parenchymverschattung rufen sie manchmal kleine Defekte hervor. Sie sind jedoch nicht ringförmig wie bei den Metastasen, sondern eher dreieckig oder bandförmig. Auch die gleichzeitig vorkommenden typischen Veränderungen an den Leberzweigen, eine unregelmäßige Verteilung des Kontrastmittels, ein ungleichmäßiger Durchmesser und Verlauf der kleinen Zweige bei gänzlicher Unregelmäßigkeit und Vielfältigkeit der Veränderungen, helfen, die perivasculären Herdinfiltrate entzündlicher Natur von den Metastasenherden abzugrenzen.

Die Unterscheidung der Metastasen von der fortgeschrittenen Lebercholestasis bietet bei Unkenntnis des klinischen Bildes manchmal Schwierigkeiten. Auf ihr ähnliches Bild machte Leroux aufmerksam. Bei lang dauerndem Verschluß der Gallenwege mit ausgeprägter Gelbsucht kommt es zu starker Erweiterung der Lebergallengänge, die auf dem Hepatogramm ähnliche Veränderungen wie Metastasen zur Folge haben. Das venöse Hepatogramm ist gewissermaßen ärmer, die Zweige sind deformiert, gestreckt und stellenweise leicht verlagert. In der Parenchymanfärbung kommen dann deutliche Defekte zum Ausdruck. Aber diese Defekte sind nicht ringförmig oder oval wie bei den Metastasen, sondern stellenweise streifenförmig, denn der erweiterte Gallengang wird in seiner Länge nach abgebildet (Abb. 30a u. b).

Das splenoportographische Bild der angeborenen Lebercysten sieht dem Bilde der multiplen Metastasen sehr ähnlich, nur die Amputation der Zweige ist bei den Cysten weniger ausgeprägt. Leger macht noch aufmerksam auf die Verlängerung der Zweige, die der Kelchdeformierung bei den Nierencysten ähnlich ist.

Benigne Geschwülste und parasitäre Cysten

Sowohl die parasitären Cysten als auch gutartige Geschwülste — einige Arten der kavernösen Hämangiome ausgenommen — werden nicht aus der portalen Strombahn versorgt und verursachen durch ihr expansives Wachstum nur Druckveränderungen an den benachbarten Strukturen. Wenn die Geschwulst ein entsprechendes Ausmaß erreicht, ruft sie im Hepatogramm einen avasculären Herd und eine Deformation der benachbarten Zweige hervor. Die Äste am Rande des avasculären Herdes werden bogenförmig verdrängt, sie besitzen jedoch immer glatte und scharfe Konturen. Bei einer größeren Geschwulst werden die Zweige in ihrer Umgebung gewöhnlich auch zusammengedrängt. Jedoch auch die gutartigen Geschwülste oder parasitären Cysten, falls sie umfangreich werden, können einen völligen Verschluß durch Druck auch der großen, manchmal sogar der Hauptzweige verursachen (Leger, Federico, Rauber). Die Konturen der betroffenen Venen bleiben jedoch dabei immer glatt und scharf. Manchmal tritt noch eine Impression an dem gefüllten Abschnitt der betroffenen Vene hinzu, und ihr Verlauf kann spornförmig sein oder mit dem Anzeichen einer Pelotte, falls der Druck der Cyste in der Strahlenrichtung erfolgt. Die betroffenen Venen bleiben jedoch immer frei durchgängig. Nach der operativen Entleerung der Cyste füllen sie sich sehr gut (Bourgeon).

Die Zweige der nicht betroffenen Leberpartien sind oft verändert. Beim langsamen Wachstum der Geschwulst tritt ein sehr interessantes Bild auf. In der unmittelbaren Umgebung der Geschwulst kommt es sehr oft zu einer Atrophie des Leberparenchyms und die Zweige dieses Abschnittes sind schlank, fein, gestreckt, manchmal aber wiederum gewunden und verdickt. Erfolgt aber eine sekundäre fibröse Umwandlung des betroffenen Parenchyms, so ist die Verzweigung arm mit sichtbaren Veränderungen, die auf die Fibrose zurückzuführen sind (Abb. 31). In den übrigen Leberabschnitten erfolgt eine Hypertrophie des Parenchyms und die Zweige sind hier breit, verzogen, reichlich verästelt und in der Regel gut gefüllt.

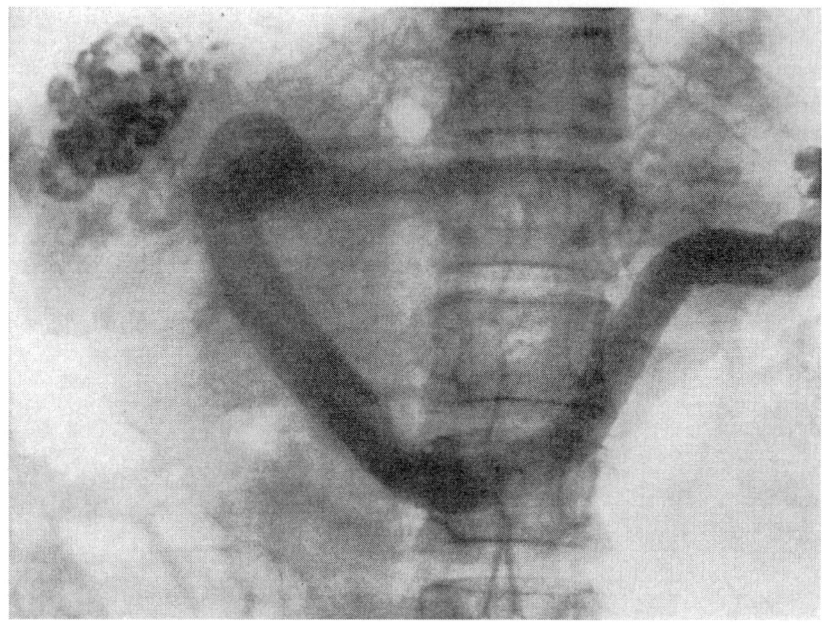

Abb. 31. Calcifizierte Echinococcus-Cysten im rechten Leberlappen mit fortgeschrittener Atrophie dieses Lappens und Hypertrophie des linken Lappens. Lebercirrhose mit passivem Hochdruck und mit Stauung

Die extrahepatische Strombahn bleibt ohne grundsätzliche Veränderungen. Nur bei den unfangreichen Geschwülsten wird die Pfortader, der Lokalisation und Richtung des Geschwulstwachstums entsprechend, verschoben. Bei der Bestimmung der Natur des Prozesses und bei der Unterscheidung einer gutartigen Geschwulst oder Cyste von einer bösartigen Geschwulst, ist eine ausführliche Auswertung des Charakters der Veränderungen erforderlich. Für einen gutartigen Charakter des Prozesses spricht das ausschließliche Vorhandensein von Druckveränderungen und in gewissem Sinne auch eine kompensatorische Hypertrophie des nicht betroffenen Parenchyms. Oft wird aber eine genaue Abgrenzung der Natur der Geschwulst nur durch das splenoportographische Bild allein unmöglich und die Entscheidung bringt erst eine komplexe Auswertung der Splenoportographie mit anderen Untersuchungsmethoden und mit dem klinischen Bilde.

Kavernöse Hämangiome, soweit ihre Ernährung vom portalen System erfolgt, bieten ganz andere Bilder (GVOZDANOVIC, KARTAVOVA). An der Stelle des Kavernoms sind zahlreiche erweiterte und unregelmäßig gewundene Venen sichtbar, die ein unterschiedlich ausgedehntes Venennetz bilden. Sein Bild ist genügend bekannt vom Kavernom anderer Lokalisationen. Der Blutstrom ist gewöhnlich in den erweiterten Venen verlangsamt, und das Kontrastmittel bleibt längere Zeit im Hämangiom.

Leberabscesse

Beim Leberabsceß erfüllt die Splenoportographie, als zur Zeit einzige Untersuchungsmethode, die Bedingungen einer frühen und genauen Diagnostik. Sie bestimmt und lokalisiert den Absceß selbst und ermöglicht auch die Beurteilung der Heilung bzw. der Recidive des entzündlichen Prozesses.

Das pathologische Grundmerkmal beim Absceß ist wiederum der avasculäre Herd und die Deformierung der benachbarten Zweige. Der avasculäre Herd ist hier jedoch größer als der Eiterherd, denn in der Umgebung des Abscesses besteht eine Zone der Infiltration und der Diffusion, in der keine Füllung der Zweige erfolgt (Portier). Die Zweige in der Umgebung des Abscesses sind verlagert, eingeengt und manchmal zusammengedrängt, so daß am Rande des Abscesses ein Streifen reich vascularisierten Parenchyms entsteht (Abb. 32a, b). Der Umfang der Veränderungen hängt von der Größe und Lokalisation des Abscesses ab. Liegt der Absceß oberflächlich, so werden die Veränderungen nur an kleinen Zweigen ausgeprägt, die nicht bis zum Leberrande reichen. Dies wird hauptsächlich bei der lateralen Lokalisation des Abscesses vorkommen. Bei der Lokalisation des Abscesses an der vorderen oder hinteren Oberfläche der Leber sind diese Veränderungen weniger sichtbar, denn sie werden von nicht betroffenen Zweigen überdeckt und der Defekt erscheint erst in der Parenchymphase. Bei einem tiefliegenden Absceß werden auch größere Zweige betroffen und der avasculäre Herd wird schon in der venösen Phase sehr gut sichtbar. Das unversehrte Parenchym besitzt eine reiche und gut gefüllte Venenverzweigung. Bei langsamem Verlauf des Abscesses kann es auch kompensatorisch hypertrophieren.

In der extrahepatischen Strombahn findet man manchmal die Veränderungen, die durch die Vergrößerung der Leber und Milz erfolgen. Der splenoportale Stamm ist leicht erweitert und oft gewunden, die Pfortader wird durch die vergrößerte Leber nach links verlagert. Es kommt jedoch nicht zur Füllung des kollateralen Kreislaufes.

Bei den multiplen Abscessen, die ein entsprechendes Ausmaß erreichen, und die von unversehrtem Parenchym getrennt sind, zeigt die Splenoportographie typische Veränderungen. Sind aber die multiplen Abscesse klein und konfluierend, so ist eine Unterscheidung von einem großen solitären Absceß unmöglich. Ihre Bilder sind gleichlautend, denn das Parenchym zwischen den kleinen Abscessen wird diffundiert und infiltriert, so daß die Zweige darin nicht gefüllt werden.

Die Splenoportographie hilft auch zur Feststellung der Heilungsvorgänge. Nach dem Verschluß der Resthöhle wird der avasculäre Herd sehr klein, denn er ist nur durch das Bindegewebe bedingt. Die Zweige in seiner Umgebung werden deformiert, und ihr gestreckter Verlauf, ihre Einengung und Rigidität sind auf die Bindegewebsveränderungen zurückzuführen (Abb. 32d). Bleibt eine Resthöhle zurück, so wird der avasculäre Herd größer, und es werden an den benachbarten Zweigen auch Druckveränderungen sichtbar (Abb. 32c).

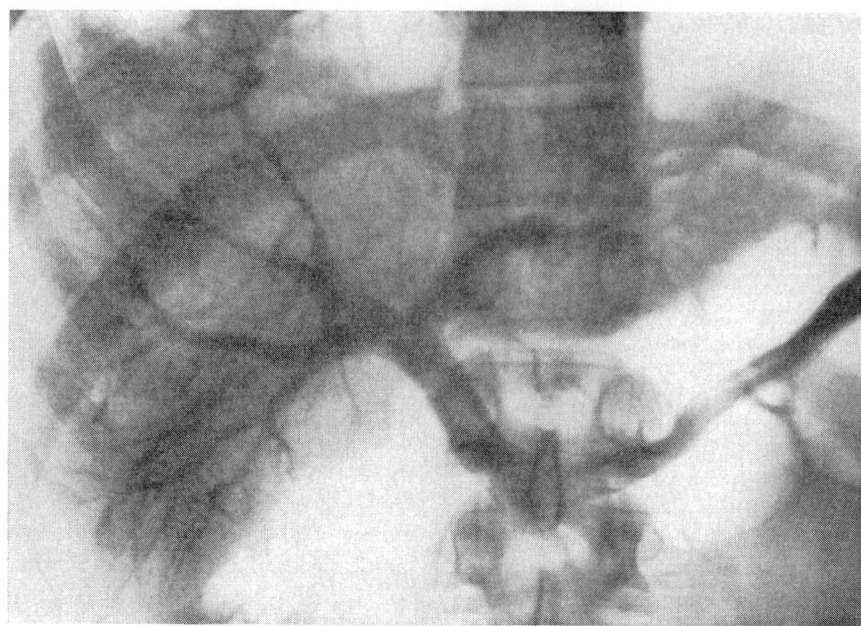

Abb. 32a—d. Leberabsceß in verschiedenen Entwicklungsstufen.
a) Vor der ersten Operation. Ein mittelgroßer, ziemlich tief sitzender Absceß im ventrokranialen und dorsocaudalen Sektor

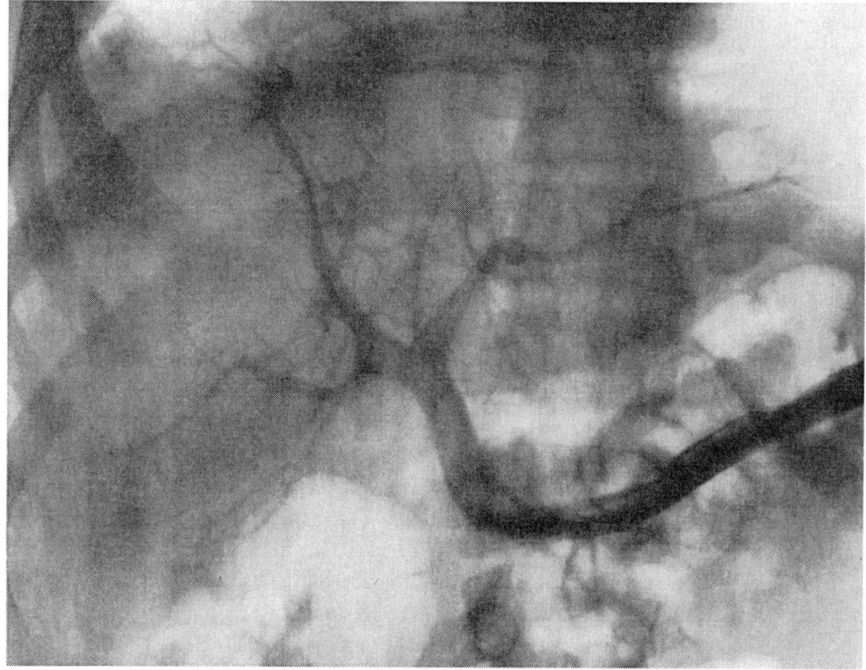

Abb. 32b. Rezidiv des Abscesses ein halbes Jahr nach der ersten Operation. Der Absceß ist umfangreich und nimmt die obere und äußere Hälfte des rechten Lappens ein

Bei der Differentialdiagnostik kommen vor allem subphrenische oder subhepatische Abscesse und Thrombophlebitis der größeren Leberzweige der Pfort-

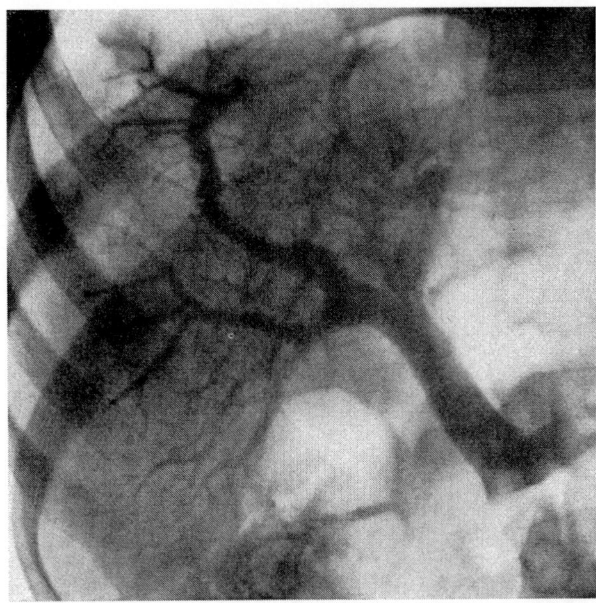

Abb. 32c. Der heilende Absceß mit kleiner Resthöhle zwei Monate nach der zweiten Operation

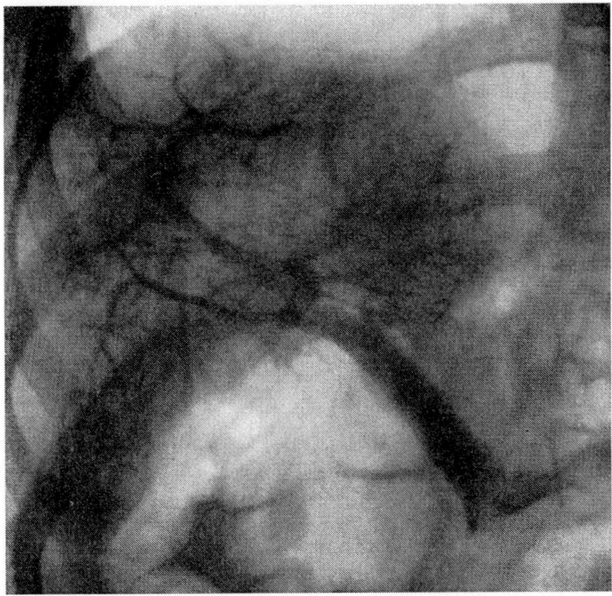

Abb. 32 d. Sieben Monate nach der zweiten Operation. Der Absceß ist unter Bildung von Narbengewebe geheilt

ader in Erwägung. Bei subphrenischen Abscessen ist die ganze Leberverzweigung gut gefüllt und die Leber wird im Ganzen von der Brust- oder der Bauchwand verdrängt. Die subhepatalen Abscesse verursachen oft einen völligen Verschluß der Pfortader (LEGER). Die Thrombophlebitis der Leberzweige entsteht oft als Komplikation des Leberabscesses und sie macht manchmal eine genaue Lokalisation des Abscesses und Bestimmung seines Umfanges unmöglich. Bei der selten vorkommenden primären Thrombophlebitis der größeren Leberzweige ist auf dem Hepatogramm auch ein avasculärer Herd sichtbar. Aber in seiner Umgebung sind die Druckveränderungen mit Zusammendrängen der Zweige nicht ausgeprägt. Zur Abgrenzung der Thrombophlebitis von dem Leberabsceß helfen auch die Veränderungen der extrahepatischen Strombahn, an der die Zeichen eines passiven Hochdruckes und einer Stauung mit Füllung des Kollateralkreislaufes zu erkennen sind.

Literatur

ABEATICI, C., e L. CAMPI: L'esplorazione plebografica nello studio della patologia portale. Rass. giul. Med. **9**, 175 (1953).

— — e F. CALUZZI: Sulla divizione segmentaria del fegato: la topografia intraepatica della vena porta. Minerva chir. (Torino) **10**, No. 2 (1955).

AGNOLO, B. DE, e A. DAGRADI: La flebografia splenoportale transcutanea nella diagnostica dell'echinococosi epatica. Acta med. patav. **14** (1954).

ANACKER, H., K. DEVENS u. G. LINDEN: Leistungsfähigkeit und Grenzen der perkutanen Splenoportographie. Fortschr. Röntgenstr. **86**, 411 (1957).

ANGEI, A., F. NAPOLEONE e G. SPANU: La splenoportografia nella diagnostica delle idatidosi epatica. Radiol. Med. **42**, No. 3 (1956).

AURIG, G.: Der Nachweis örtlichen Geschwulstwachstums durch Kontrastdarstellung abdominalen Gefäße. Fortschr. Röntgenstr. **83**, 490 (1955).

BARTÁK, L., u. J. RÖSCH: Příspěvek k diagnostice a léčení jaterního abscesu. Voj. Zdrav. Listy **27**, 148 (1958).

BAŠTECKÝ, J., V. BRZEK, L. STEINHART, Z. ČERNOCH, O. SKŘIVÁNEK u. K. RŮŽIČKA: O klinickém významu splenoportografie. Čas. Lék. Česk. **94**, 359 (1955).

BENGOCHEA, J. G.: La esplenoportografia percutanea. Galicia clin. **26**, 707 (1954).

BERGSTRAND, I.: Studies on Percutaneous Lieno-Portal Venography. Lund: Hakan Ohlssons Boktryckeri 1957.

— Roentgen Anatomy of the Intrahepatic Portal Ramification. Kungl. Fys. Säl. Lund Förhand. **27**, 105 (1957).

— Liver Morphology in Percutaneous Lieno-Portal Venography. Kungl. Fys. Säl. Lund Förhand. **27**, 105 (1957).

— and A. EKMAN: Percutaneous Lieno-Portal Venography. Acta radiol. (Stockh.) **43**, 377 (1955).

— — Percutaneous Lieno-Portal Venography. Acta radiol. (Stockh.) **47**, 269 (1957).

BIERMAN, H. R., L. R. BYRON, H. K. KELLEY and A. GRADY: Studies of the Blood Supply of Tumors in Man. Vascular Patterns of the Liver by Hepatic Arteriography in Vivo. J. nat. Cancer Inst. **12**, 107 (1951).

BOURGEON, R., et H. PIETRI: Considerations nouvelles sur les abscés du foie. Sem. Hôp., Ann. Chir. Paris **31**, No. 9 (1955).

— — et M. GUNTZ: Intérêt de la splénoportographie transsplénique dans l'echinococcose hépatique. Arch. Mal. Appar. dig. **43**, 168 (1954).

— — — De l'atrophie hépatique et de l'hypertrophie compansatrice. Rev. int. Hépat. **6**, 997 (1956).

— — J. P. PANTIN, H. CATALANO et M. GUNTZ: La splénoportographie transpariétale. Maroc méd. **32**, 844 (1953).

— — — M. GUNTZ et F. MESNARD: La splénoportographie transpariétale au cours des abscés du foie. Afr. franç. Chir. **13**, 229 (1955).

— A. PORTIER, H. PIETRI, J. MASSONAT et M. GUNTZ: La splénoportographie transpariétale. Maroc méd. **33**, 370 (1954).

Brusori, G.: La splenoportografia nello studio delle metastasi epatiche. Atti 66. Red. Gr. Radiol. Emil March 1955.

Bunnag, T. Surawonge, S. Kaoparisuthi, Arthachinta K. Chienpradit a. L. Binhbakaya: Percutaneous splenic venography in amebic liver absces. Amer. J. Roentgenol. **80**, 324 (1958).

Čapek, V., u. V. Peták: Splenoportografický obraz cystosy jater. ČS Rentgenol. **10**, 16 (1956).

Catalano, D.: La epatografia per via splenoportografica nella diagnostica delle cisti da echinococo del fegato. Med. int. (Milana) **63**, 320 (1955).

— A. Giardiello e S. Riccio: La splenoportografia. Riforma med. **67**, 908 (1953).

— — and A. Ruggiero: Hepatography after Percutaneous Lieno-Portal Venography. Acta radiol. (Stockh.) **43**, 285 (1955).

Cerrini, L., e G. Zubiani: Indicazioni e valore della splenoportografia transparietale. Osped. maggiore **1955**, 295.

Couinaud, C.: Etude de la veine porte intra-hépatique. Presse méd. **61**, 1434 (1953).

— Le foie. Paris: Masson 1957.

Dogliotti, A. M., S. Abeatici et L. Campi: La radiologia portale. IV. Congr. Gastro-Ent. Europ. 1954. Paris: Masson 1955.

Dumazer, R., R. Bourgeon, H. Pietri et M. Guntz: Les temps hépatographique de la splénoportographie. J. Radiol. Electrol. **36**, 259 (1955).

Federico, R. del, e G. Gionnardi: La nostra esperienza in tema di splenoportografia. Nunt. Radiol. **21**, 946 (1955).

Figley, M. M., W. J. Fry, J. E. Orebaugh and H. M. Pollard: Percutaneous Splenoportography. Gastroenterology **28**, 153 (1955).

Fuld, H., and D. T. Irwin: Clinical Application of Portal Venography. Brit. med. J. **1954 I**, 312.

Gary, Bobo, J., R. Colin, P. Leenhardt, Pourquier et M. Pélissier: La splénoportographie dans la recherche des métastases hépatiques. J. Radiol. Electrol. **36**, 605 (1955).

Guillemin, G., E. Naudin, P. Bavry et A. Gilbertas: Documents concernant la splénoportographie dans les tumeurs métastatiques. J. Radiol. Electrol. **37**, 454 (1956).

Gvozdanovič, V., and E. Hauptman: Further Experience with Percutaneous Lieno-Portal Venography. Acta radiol. (Stockh.) **43**, 177 (1955).

Kartavova, A. V., T. O. Korjakina u. E. A. Pčelina: K voprossu o splenoportografii. Vest. Chir. I. I. Grekova **75**, 4, 33 (1955).

Lagrot, F., P. Coriat et E. Lavergne: Cancer primitif du foie. Confrontation anatomo-radio-clinique. Afr. franç. Chir. **12**, 535 (1954).

Lebaco, E., P. Lison et A. Geerts: Intéret de la splénoportographie transparietale en pathologie abdominale. Acta clin. belg. **9**, 459 (1954).

Lebon, J., M. Fabregoule et R. Le Go: Méthodes actuelles et donnés nouvelles en splénoportographie. Manométrie splénique. Sériographie portale. Algerie méd. **58**, 837 (1954).

— — — Manométrie splénique. Sériographie portale. Rev. int. Hépat. **5**, 587 (1955).

Ledoux G. Lebard, J. Hélie et J. Michel: Splénoportographie. Encyclopédie, Electro-Radiologique. Tom 4. 1958.

Leger, L.: Spléno-portographie. Paris: Masson 1955.

— et Ch. Baezner: Le diagnostic des suppurations intra et péri-hépatiques par la splénoportographie. Presse méd. **65**, 311 (1957).

— et Ch. Proux: Les enseignements de la spléno-portographie. Presse méd. **62**, 469 (1954).

— — L'éxploration de la rate, du foie et de la veine porte par la splénoportographie. Arch. Mal. Appar. dig. **43**, 641 (1954).

Leroux, G. F., et A. de Scoville: Spléno-portographie transpariétale. J. belge Radiol. **37**, 89 (1954).

— — Contribution á la splénoportographie transparietale: étude de l'hepatogramme. Acta gastro-Ent. belg. **19**, 697 (1956).

Lewitan, A., A. Bogdanovics, M. Langsam and M. Goldnee: Transparietal Splenic Venography and Splenic Arteriography. Amer. J. dig. Dis. **22**, 227 (1955).

Maragliano, G.: La distribuzione intraepatica della vena porta. Minerva chir. (Torino) **11**, 417 (1956).

MOORE, G. E., and R. B. BRIDENBAUGH: Roentgen demonstration of the venous circulation in the liver: Portal Venography. Radiology **57**, 685 (1951).

MORINO, F.: Splenoportografia ed arteriografia epatica selletiva nell'echinococo dal fegato. Minerva Chir. (Torino) **11**, 1060 (1956).

O'SULLIVAN, W. D., and J. A. EVANS: Splenoportal venography. SGO 101, 235, 1955.

PALIWODA, T.: Splenoportografia: Badania doswiadczalne i kliniczne. Pol. Tyg. Lék. **10**, 1375 (1955).

PANIZON, P., B. D'AGNOLO e L. DALLA PALMA: Diagnostica angiografica dei tumori abdominali dell'infanzia. Acta med. patav. **15**, 581 (1955).

PEDRO-BOTET, J.: La esplenoportografia por via intraesplénica transparietal. Medicina Clinica **26**, 359 (1956).

— y A. GIMÉNEZ-SALINAS: Utilidad diagnostica de la esplenoportografia en los tumores hepaticos. Medicina clinica **26**, 89 (1956).

PEDRO-PONS, A., J. PEDRO-BOTET y I. BLAJOT: La esplenoportografia por via intraesplenica transparietal. Medicina clinica **21**, 228 (1953).

PIETRI, H., et M. GUNTZ: Etude critique de la portographie transsplénique: De quelque donnés qui servent a une meilleure inteligence dés phlébographies. Arch. Mal. Appar. dig. **44**, 857 (1955).

PORTIER, A., R. BOURGEON, H. PIETRI, R. DUMAZER, J. MASSONAT et M. GUNTZ: Splénomanométrie et splénoportographie. Sem. Hôp. Paris **31**, No. 1 (1955).

PROUX, Ch., L. LEGER et A. HUMMEL: La splénoportographie. Technique et résultats. J. Radiol. Electrol. **36**, 415 (1955).

RAGAGLINI, G.: La ricerca della metastasi epatiche mediante la splenoportografia transparietale. Nunt. radiol. (Firenze) **19**, 1024 (1953).

RAUBER, J., J. SOMMELET, A. LARGAN et FOURRIER: Caverne hépatique géante. Difficultés d'un diagnostic et incidences médice-chirurgicales. Rev. int. Hépat. **6**, 279 (1956).

RÖSCH, J.: Splenoportografie v diagnostice jaternich chorob. ČS Rentgenol. **12**, 87 (1958).

— Die Rolle der Splenoportographie in der Diagnostik der Epigastriumgeschwülste. Fortschr. Röntgenstr. **90**, 415 (1959).

— J. BRET u. M. LIŠKOVÁ: Zlepšení diagnostiky nádorů epigastria pomocí transparietální splenoportografie. Čas. Lék. Česk. **96**, 540 (1957).

— — — Transparietální splenoportografie. Praha Stát. Zdrav. Nakl. 1958.

RUDOLPH, R. L.: Portal Venography. USA Force med. J. **6**, 1298 (1955).

RUZICKA, F. F., E. G. BRADLEY and L. M. ROUSSELOT: The intrahepatic vasculogramm and hepatogramm in cirrhosis following percutaneous splenic injection. Radiology **71**, 175 (1958).

SCOVILLE, A. DE, et G. F. LEROUX: Contribution anatomo-radiologique á la splénoportographie percutanée. IV. Congr. Gastro-Ent. Europ. Paris 1954. Paris: Masson 1956.

TRINK, NGUYEN Co, A. K. SCHMAUS, NGUYEN VON KHE u. TON DUE LANG: Die Bedeutung der Splenoportographie für die Diagnostik und die Kontrolle des Heilverlaufs der Leberabscesse. Fortschr. Röntgenstr. **89**, 13 (1958).

TURNER, M. D., SHERLOCK SHEILA, and R. E. STEINER: Splenic venography and intrasplenic pressure measurement in the clinical investigation of the portal venous system. Amer. J. med. **23**, 846 (1957).

WANNAGAT, L.: Die laparoskopische Splenoportographie. Klin. Wschr. **33**, 750 (1955).

— Bedeutet die laparoskopische Splenoportographie einen Fortschritt auf dem Gebiet der medizinischen Röntgendiagnostik. Fortschr. Röntgenstr. **84**, 590 (1956).

WEESE, M. S. DE, M. M. FIGLEY, W. J. FRY, R. RAPP and H. L. SMITH: Clinical appraisal of percutaneous splenoportography. AMA Arch. Surg. **75**, 423 (1957).

WIEN, A. VAN, et R. KIEKENS: La splénoportographie et manométrie portale. Rev. Méd. Pharm. **11**, 91 (1955).

WILLIS, R. A.: Pathology of tumours. London: Butterworths 1953.

Die Arteriographie der Arteria hepatica

Von

Francesco Morino

Bis vor einigen Jahren konnte man von einer Diagnostik der arteriographischen Leberdarstellung noch nicht sprechen, weil es eine geeignete Methode nicht gab.

Damals besaßen wir die Technik der abdominellen Arteriographie, und zwar der direkten nach Dos Santos und der indirekten über die A. femoralis nach Farinas.

Wie bekannt, werden diese Eingriffe hauptsächlich zum Studium der Pathologie des letzten Abschnittes der Aorta abdominalis und ihrer Endverzweigungen vorgenommen. Für die urologische Diagnostik haben sie einen besonderen Wert erhalten. Ungeeignet dagegen sind sie zur eingehenden Sichtbarmachung des arteriellen Leberkreislaufes.

Dies ist leicht zu verstehen.

Da die Kontrastflüssigkeit, die in das Aortenlumen eingeführt wird, sofort von der im Gefäß kreisenden Blutflüssigkeit verdünnt wird und dem Blutstrom folgt, hat sie die Tendenz in caudaler Richtung zu den Aa. iliacae abzufließen. Daher wird das Gefäßnetz der einzelnen Arterien, die von der abdominalen Aorta gespeist werden, meist nur schwach dargestellt.

Aus diesem Grunde erreichen wir hier keine befriedigenden arteriographischen Ergebnisse.

Wir wissen außerdem, daß die Leber ein sehr umfangreiches Organ ist, das eine beachtliche Blutflüssigkeitsmenge von zwei verschiedenen Systemen zugeführt bekommt, nämlich von der A. hepatica und von der Pfortader.

Dieser Umstand bewirkt, daß die Leber der arteriographischen Erforschung wenig zugänglich ist.

Um eine erfolgversprechende Darstellung zu erreichen, muß die Kontrastflüssigkeit in ausreichender Konzentration und Menge vorhanden sein.

Zu diesem Zweck mußte eine ganz neue Methode gefunden werden. Das heißt, wir griffen zur selektiven Arteriographie, die darin besteht, daß das Kontrastmittel direkt in die Lichtung der A. coeliaca oder der A. hepatica selbst über einen Katheter gespritzt wird. Der Katheter wird in die A. brachialis eingeführt.

Unsere Untersuchungen auf diesem Gebiet begannen im September 1955 an der Abteilung für Herzchirurgie „A. Blalock" der Chirurgischen Universitätsklinik Turin unter der Leitung von Prof. Dogliotti.

Seit dieser Zeit haben wir uns speziell mit der selektiven abdominalen Arteriographie befaßt.

Die Untersuchungen verfolgten zweierlei Ziele: einerseits wollten wir die Vorzüge und Überlegenheit der Methode sowie ihre Gefahren erforschen, andererseits wollten wir feststellen, wie weit sie sich für die Praxis eignet und welches ihre Indikationen und ihre Grenzen sind.

Im ganzen wurden bis heute 600 Arteriographien ausgeführt.

Der größte Teil davon bezieht sich auf die Arteriographie der A. renalis und der A. coeliaca mit ihren Abzweigungen der A. hepatica und lienalis.

Bevor ich auf die Diagnostik der arteriographischen Leberdarstellung eingehe, halte ich es für angebracht, in Kürze die Methode der selektiven Arteriographie zu erläutern.

Ich möchte außerdem auch die Schwierigkeiten, die eventuellen Gefahren, die Vorzüge und die Nachteile der Methode besprechen.

I. Technisches Vorgehen

Die Untersuchung erfolgt in Lokalanaesthesie bei auf dem Rücken liegenden Patienten auf dem Röntgentisch.

Auf der Höhe des mittleren Drittels des linken Oberarmes, etwas lateral vom Sulcus bicipitalis, wird die Haut in Längsrichtung eingeschnitten, danach auch Unterhautgewebe und Muskelfascie. Dann wird der Muskelbauch beiseitegeschoben, die hintere Muskelfascie eröffnet und der Gefäßnervenstrang des Brachialis freigelegt.

Die A. brachialis wird auf etwa 3 cm Länge isoliert, zwischen zwei Seidenschlingen zum Zwecke der Blutstillung hochgehoben und dann an der Arterienwand ein Längsschnitt angebracht, der gerade genügt, um einen Katheter einzuführen.

Der Katheter ist eine gewöhnliche Herzsonde Nr. 7 oder 8, die an den Enden zum Zwecke der besseren Orientierung etwas gekrümmt ist.

Um einer Thrombosierung vorzubeugen, wird der Katheter zuvor mit einer Heparinlösung durchspült und dann in den Einschnitt in der A. brachialis eingeführt. Nachdem die proximale Seidenschlinge gesenkt wurde, schiebt man den Katheter ganz vorsichtig und unter röntgenologischer Kontrolle in die Lichtung der A. brachialis, A. axillaris und A. subclavia bis zum Aortenbogen vor. Hier wird die Katheterspitze nach links und nach hinten gerichtet, um zu verhindern, daß sie in die Aorta ascendens gelangt. Die Sonde wird dann durch den Hiatus diaphragmaticus in die Bauchaorta vorgeschoben.

Zur selektiven Arteriographie des Stammes der A. coeliaca, der ungefähr auf der Höhe des Unterrandes des 12. Brustwirbels liegt, wird nun die Sondenspitze nach vorne gerichtet und in die Gefäßöffnung hineingeschoben.

Wer die Praxis der arteriellen Katheterisierung kennt, wird bald den Augenblick erkennen, wann die Sondenspitze das Ostium des Coeliacastammes erreicht. Man bemerkt nämlich an der vorderen Aortenwand eine kleine Resistenz, sobald der Hiatus diaphragmaticus passiert wird.

Häufig beobachtet man bei der Röntgendurchleuchtung eine plötzliche Abknickung der Katheterspitze, wenn sie in den Coeliacaabschnitt eintritt.

In günstigen Fällen erlebt man auch, daß das Instrument von der Kreislaufströmung buchstäblich erfaßt und in die Lichtung der Arterie weitergetragen wird.

Während des langen Katheterisierungsmanövers muß der Katheter laufend mit heparinisierter physiologischer Kochsalzlösung durchspült werden, um zu verhindern, daß Coagula die Durchgängigkeit blockieren.

Nach erfolgter Sondierung der A. coeliaca werden einige cm^3 einer 1%igen Novocainlösung injiziert, um eventuellen Gefäßspasmen im arteriellen Bereich, der sichtbar gemacht werden soll, vorzubeugen.

Im Abstand von einigen Minuten injiziert man mit einer gewöhnlichen Spritze, und zwar mit größtmöglicher Schnelligkeit etwa 7—9 cm^3 eines 50—70%igen Kontrastmittels.

Die Röntgenaufnahme wird in dem Augenblick vorgenommen, wenn die Injektion der letzten Kubikzentimeter des Kontrastmittels erfolgt oder aber, will man Serienaufnahmen machen, ein wenig früher.

Auf die Technik der Röntgenaufnahmen braucht hier nicht näher eingegangen zu werden, da sie von der Bauchaorta nicht abweicht. Lediglich die Zeiten und die Art der Ausführung werden variieren. Will man sich ein Bild von den anatomisch-morphologischen Gegebenheiten machen, dann dürfte im allgemeinen eine Aufnahme genügen: Serienaufnahmen werden aber dann unerläßlich sein, wenn man sich ein Bild über die physiopathologischen Kreislaufverhältnisse machen will.

Nach Ausführung der Röntgenaufnahme wird noch einmal kurz mit Novocainlösung durchgespült und der Katheter vorsichtig herausgezogen.

Hat man die Sonde auch aus der A. brachialis herausgezogen, so empfiehlt es sich, auch noch ein wenig Blut austreten zu lassen, um so auf mechanischem Weg eventuelle in der Nähe der chirurgischen Einschnittsstelle gebildete Thromben mit zu entfernen. Sodann wird die fortlaufende Gefäßnaht vorgenommen oder, wenn das Gefäß sehr groß ist, die Naht nach Blalock. Letztere hat zwar den Vorteil geringerer Thrombenbildung, engt jedoch das Gefäßlumen wesentlich mehr ein.

II. Vor- und Nachteile des Verfahrens

Die abdominale, selektive Arteriographie mittels Katheterisierung der A. humeralis hat den wesentlichen Vorteil, daß die arteriographischen Bilder infolge der geringen Verdünnung des Kontrastmittels bis in die kleinsten Verzweigungen viel anschaulicher und überzeugender sind, als die mit üblichen aortographischen Methoden hergestellten.

Darüber hinaus bietet die selektive Sichtbarmachung der A. hepatica allein eine leichtere Deutung der Angiogramme, da alle Irrtümer vermieden werden, die aus der Überlagerung von Gefäßen anderer Bereiche resultieren, und die bei der gleichzeitigen Kontrastmittelinjektion in das Aortenlumen auftreten können.

Dennoch muß bei kritischer Betrachtung auch mit Nachteilen der selektiven Arteriographie gerechnet werden.

Sie verlangt einen chirurgischen Eingriff, wenn auch kleinerer Art, wie er bei der Isolierung, Incision und schließlich bei der Naht der A. humeralis gegeben ist. Dazu kommen noch die Handgriffe beim Vorschieben des Katheters aus der

A. humeralis bis zum Stamm der A. coeliaca, die schwierig sind, insbesondere da sie im dunklen Röntgenraum vorgenommen werden müssen. Diese Nachteile jedoch können die Bedeutung der selektiven Arteriographie nicht beeinträchtigen, besonders wenn wir sie mit den Vorteilen der Methode vergleichen. Es ist daher durchaus berechtigt, mit Vertrauen und ohne Befürchtungen auf die selektive Arteriographie zurückzugreifen.

Die von uns angewandte Technik stellt, auch wenn man von den unbestreitbar zufriedenstellenden Kontrastbildern absieht, die man mittels der abdominalen Aortographie erzielt, einen beachtenswerten Vorteil auch vom Narkosegesichtspunkt her dar.

Die selektive Arteriographie vermeidet außerdem das Risiko einer Aortenwandläsion durch die Nadel, die besonders bei älteren Personen auf Grund bestehender arteriosklerotischer Veränderungen zu Wandzerreißungen oder Ablösen atheromatöser Bezirke und deren Eintritt in den arteriellen Kreislauf führen kann. Schließlich setzt uns die selektive Arteriographie auch nicht der Gefahr aus, die Rückenmarkshäute zu verletzen oder das Kontrastmittel massiv intraparietal oder extraaortal zu injizieren.

Im Vergleich mit der direkten Aortographie nach FARINAS, die einen kleinen chirurgischen Gefäßeingriff und dazu an einem Gefäß von der Größe der A. femoralis erfordert und überdies das Vorschieben des Katheters gegen die Blutströmung erfordert, wobei ziemlich rigidere Sonden verwendet werden müssen als bei dem humeralen Vorgehen, vermehrt diese die Gefahr arterieller Wandläsionen.

III. Gefahren und Komplikationen

Die selektive abdominale Arteriographie hat sich nicht gefährlicher erwiesen als die klassischen Methoden der direkten oder indirekten abdominalen Aortographie und andere diagnostische Methoden, wie die venöse Katheterisierung und Angiokardiographie, die heute allgemein üblich sind.

Die Gefahren der selektiven Arteriographie kann man in zwei Gruppen einteilen:

Die eine steht in direkter Beziehung zum arteriellen Katheterismus, die andere in Beziehung zu Nebenerscheinungen, sei es lokaler oder genereller Natur des verwendeten jodhaltigen Kontrastmittels.

Zur ersten Gruppe gehören die eventuellen Ligaturen der A. humeralis, die wegen einer Verletzung bei der Einführung, beim Vorschieben und Herausziehen der Sonde vorgenommen werden müssen. Dies ereignet sich verhältnismäßig selten und meistens nur bei abnormer Gefäßbrüchigkeit auf Grund atherosklerotischer Prozesse bei älteren Leuten.

Auch unter diesen Umständen wird jedoch, wie wir Gelegenheit hatten zu beobachten, die Blutversorgung über das kollaterale Arteriennetz aufrechterhalten, und wir haben in der Tat weder trophische Störungen unterhalb der Ligatur noch funktionelle Störungen sehen können.

Aus diesem Grunde stellt auch eine eventuelle Thrombose der A. humeralis auf der Höhe der Ligatur keine schwere Komplikation dar. Darüber gab uns auch die langfristige Beobachtung aller durchgeführten Eingriffe Aufschluß.

Eine Reihe von Versuchen, die wir zu diesem Zweck anstellten, hat ausgiebig die Ausbildung und konstante Funktion des Kollateralkreislaufes nach Ligatur oder Thrombosierung der Arterie bewiesen unter der Voraussetzung, daß sich diese nicht oberhalb des oberen Gefäßdrittels bildet.

Die Gefahr arterieller Spasmen, die ein Vorschieben der Sonde, wie aus Literaturberichten häufig hervorgeht, behindern können, wobei jene an der A. radialis ausgeführt wurden, ist äußerst gering, wenn man die A. humeralis benützt, da diese ein größeres Lumen aufweist und dadurch auch die Wandberührung durch den Katheter vermindert wird.

Solche Zwischenfälle sind jedoch in kurzer Zeit durch die Injektion von wenigen Kubikzentimeter einer 1%igen Novocainlösung zu beheben. Von manchen Autoren werden die Läsionen des Endothels, die durch das Vorschieben des Katheters entstehen, als Ursache für persistierende Spasmen oder auch für sekundäre Thrombosen angesehen. Nach unseren Erfahrungen werden sie überwertet.

Bei unseren Fällen haben wir nie eine Schädigung dieser Art gesehen, da ja die Sonde hochgradig flexibel ist und schwerlich ein Trauma erzeugen kann. Andererseits wird sie unter röntgenologischer Kontrolle mit großer Vorsicht eingeführt. Aus diesem Grunde ist es auch nicht wahrscheinlich, daß das Instrument während des Vorschiebens Fragmente aus atheromatösen Plaques ablösen oder mobilisieren kann. Noch weniger wahrscheinlich ist die Gefahr einer Perforation. Nur schwere technische Fehler und die Benützung einer wesentlich härteren Sonde als gewöhnlich könnten solche schwerwiegenden und dramatischen Zwischenfälle hervorrufen.

Was die Auswirkungen des arteriellen Katheters auf den übrigen Organismus betrifft, so wird die Methode nach unseren Erfahrungen sehr gut vertragen, vorausgesetzt, daß die Untersuchung nicht zu lange ausgedehnt wird. Dann kann höchstens über ein allgemeines Frösteln geklagt werden.

Gleichzeitig konnten wir auf Grund kardiographischer Kontrollen einen Einfluß auf Herz und Kreislauf ausschließen.

Bei der Betrachtung der durch die Kontrastflüssigkeit hervorgerufenen Nebenerscheinungen müssen wir solche allgemeiner Natur (toxische oder allergische) und solche lokaler Natur unterscheiden.

Die Gefahr von Unverträglichkeitserscheinungen des injizierten Jodpräparates bei der selektiven Arteriographie ist dank der kleinen Mengen des Kontrastmittels äußerst begrenzt.

Wir möchten jedoch an einige seltene Nebenerscheinungen aus unserer Kasuistik erinnern, die sofort nach der Injektion als Trockenheit im Hals, Übelkeit und Brechreiz auftraten.

Was die Möglichkeit einer lokalen Schädigung durch das injizierte Kontrastmittel anbelangt, so dürfte man sie eher bei der selektiven Arteriographie als bei den übrigen aortographischen Methoden erwarten, da bei der ersteren das Jodpräparat direkt in das Arterienlumen in einer Konzentration von 50% oder 70% eingespritzt wird, während bei den Aortographien das Kontrastmittel bevor es in den arteriellen Zweigen zur Verteilung kommt, durch das zirkulierende Blut stark verdünnt wird.

Wir dürfen jedoch versichern, daß in allen Fällen einer selektiven Arteriographie die lokale Toleranz des Kontrastmittels (Hypaque, Wintrop 50%)

ausgezeichnet war. In keinem Fall konnten wesentliche Reaktionen beobachtet werden.

An Einzelheiten kann noch berichtet werden, daß bei der selektiven Arteriographie des Truncus coeliacus oder der A. hepatica in zahlreichen Kontrollen, die von Zeit zu Zeit durchgeführt wurden, keiner der Patienten Störungen im Bluteiweißgehalt oder spürbare Veränderungen der Blutzuckerwerte und Leberfunktionen erkennen ließ.

Als Ursache für diese gute Verträglichkeit möchten wir annehmen: 1. der Injektionsdruck ist sehr mäßig, da die Injektion von Hand und nicht durch mechanische Vorrichtungen erfolgt, 2. es kommen Kontrastmittel zur Anwendung, die kaum toxisch, dünnflüssig und kaum reizend auf das Gefäßendothel wirken und außerdem in einer Konzentration von 50% verwendet werden, 3. die Menge der angewandten Kontrastmittel ist mäßig.

Wenn dagegen bei der Aortographie eine unbeabsichtigte massive Injektion in einen Aortenast erfolgt, so sind die lokalen Schädigungen wesentlich schwerwiegender, da das Kontrastmittel mit weit größerem Druck injiziert wird.

IV. Bemerkungen zur Anatomie

Das genaue radiologisch-anatomische Studium der A. hepatica ist, wie ich bereits in meiner Monographie über den Truncus coeliacus ausgeführt habe, eine unerläßliche Voraussetzung für die praktische Anwendung der selektiven Arteriographie im klinischen Betrieb. Kann doch in der Tat die genaue Kenntnis der verschiedenen Aspekte und der verschiedenen Anomalien, die gelegentlich die A. hepatica bietet, fehlerhafte Deutungen verhindern, die eventuell zur Annahme krankhafter Veränderungen führt, die in Wirklichkeit nichts anderes darstellen als anatomische Variationen.

1. Extrahepatische Abzweigungen der Arteria hepatica

Die A. hepatica entspringt zu 93% aus dem Truncus coeliacus, zu 4% aus der A. mesenterica superior und ganz selten direkt aus der Aorta. Ihr Durchmesser beträgt im Mittel 5—6 mm, und ihre Länge schwankt zwischen 3 und 5 cm. Das Gefäß verläuft in 51% der Fälle im proximalen Drittel von links nach rechts. In der Nähe des Pylorus biegt es ab und beschreibt einen Winkel von 90°, der nach oben links offen ist, und nimmt dann einen ascendierenden Verlauf. Sodann zieht es zum Leberhilus und teilt sich kurz vor diesem in die zwei Hauptäste, den linken und den rechten, die den entsprechenden Leberlappen versorgen.

Manchmal teilt sich die A. hepatica frühzeitig und bleibt somit nur im horizontalen Teil erhalten, den einige Autoren besonders der deutschen Schule mit dem Namen A. hepatica communis bezeichnen.

In anderen, nicht immer seltenen Fällen ist die A. hepatica mit einer akzessorischen Arterie begleitet, die ihren Ursprung aus der A. gastr. sin. nimmt oder auch aus der A. mesenterica superior oder direkt aus der Aorta stammt.

Der Stamm der A. hepatica läßt in seinem horizontalen Abschnitt, der unterhalb des Lobus caudalis der Leber verläuft und ventral von der Pfortader gekreuzt wird, eine Reihe von kurzen und kleinkalibrigen Kollateralgefäßen abgehen. Diese verteilen sich auf die lymphatischen Ganglien in unmittelbarer Nachbarschaft der Arterie und des Ductus cysticus, auf das Ligamentum hepatico-duodenale, teilweise auf den ersten Abschnitt des Duodenums und teilweise auf den oberen Rand des Pankreas.

Weiter aufwärts, im allgemeinen auf der Höhe der Biegung, die die A. hepatica beschreibt, um zum ascendenten Teil überzugehen, zweigen zwei bedeutende Kollateraläste ab, die A. pylorica und die A. gastro-duodenalis, während ein dritter Kollateralast, die A. cystica, kurz vor der Bifurkation der A. hepatica meistens aus dem rechten Ast der A. hepatica abzweigt. Die A. pylorica ist ein kleines Gefäß, das zuerst abwärts verläuft in Richtung Pylorus und sodann sich nach links richtet entlang der kleinen Magenkurvatur und schließlich mit der A. stomachica eine Anastomose bildet.

Die A. gastro-duodenalis, von mäßiger Weite (im Lumen 2—4 mm), zieht nach abwärts in leicht schrägem Verlauf nach rechts zwischen dem Abschnitt des Duodenums, das hinten den Pankreaskopf kreuzt, und endet in einer Zweiteilung in der A. pancreatico-duodenalis und in der A. gastro-epiploica dextra.

Die A. pancreatico-duodenalis superior anastomosiert, nachdem sie Zweige an das Pankreas und an das Duodenum abgegeben hat, mit der A. pancreatico-duodenalis inferior, die aus der A. mesenterica superior kommt.

Die A. gastroepiploica dextra verläuft zunächst weiter über 2 oder 3 cm im descendenten Verlauf der A. gastro-duodenalis und verlängert sich nach links, wobei sie dann dem Verlauf der großen Kurvatur des Magens folgt. Schließlich anastomosiert sie mit der A. gastro-epiploica sinistra, die aus der A. lienalis stammt.

Die A. cystica, sehr dünn und kurz, teilt sich in zwei kleinere Äste, den anterioren und den posterioren, die die Wand der Gallenblase versorgen.

2. Intrahepatische Abzweigungen der Arteria hepatica

Die A. hepatica teilt sich auf der Höhe des Sulcus transversalis der Leber in zwei Hauptäste oder Lobäräste, in einen Ramus dexter und sinister, die in das Leberparenchym durch die Scheiden der Glissonschen Kapsel eindringen und sich im entsprechenden Leberlappen verteilen.

Im allgemeinen existiert ein beträchtlicher Unterschied im Kaliber des Ramus hepaticus dexter und sinister. Letzterer ist schwächer, aber häufig länger.

Der rechte Ast dringt, nachdem er die Hälfte des rechten transversalen Leberlappens durchlaufen hat, in das Gefüge des rechten Leberlappens in fast horizontaler Richtung nach lateral und von vorne nach hinten ein. Nachdem er feinste kollaterale Arteriolen abgegeben hat, die sich im Lobus caudatus verteilen, und nachdem zahlreiche prähepatische Anastomosen gebildet wurden, endet der Ramus lobaris dexter in zwei terminalen Abzweigungen. Diese beiden, die obere und die wesentlich kürzere untere, haben einen divergierenden Verlauf und unterteilen sich in Zweige verschiedenen Grades. Sie versorgen die Pars superior und posterior des rechten Leberlappens.

Der linke lobäre Ast folgt anfangs zur Hälfte dem Sulcus transversus und richtet sich dann mit schräg nach oben und links gehendem Verlauf zum linken Leberlappen hin, den er in seinem zentralen Anteil durchzieht. Dieser Zweig der A. hepatica läßt in seinem proximalen Abschnitt einen kollateralen Zweig entspringen, der für den Lobus caudatus bestimmt ist. Des weiteren gibt er kleine Äste ab, die sich im Parenchym des linken Lappens verlieren. Dieser linke lobäre Ast teilt sich dann in seine Endäste auf, die ihrerseits sich wieder in zahlreiche kleinere und kleinste Äste teilen, deren Ende die interlobulären Arterien darstellen.

IV. Die arteriographische Diagnostik der Leber

Die arteriographische Leberdiagnostik stellt, wie bereits erwähnt, ein vollständig neues Kapitel der Bauchdiagnostik dar.

Zwar zeichnen sich heute die wesentlichen Indikationen zur Arteriographie der Leber ab, doch wäre es verfrüht, jetzt schon ein endgültiges Urteil über ihren praktischen Wert abgeben zu wollen. Eine solche Beurteilung könnte höchstens auf den bisher an unserem Centro Cardio-chirurgico in Turin gesammelten Fällen, die wir in zweieinhalb Jahren durchgeführt haben, ausgebaut werden. Einige Fälle wurden mittels der Abdominalarteriographie von anderen Autoren geprüft, so zum Beispiel Milanse, Rigler, Olfet, Krumbach, Servello, Lojacono und Bottero.

Man muß sich schließlich vor Augen halten, daß die A. coeliaca und ihre Abzweigungen manchmal beachtliche Variationen aufweisen. Sie stellen regelrechte Anomalien dar, die die Deutung des arteriographischen Bildes recht schwierig gestalten.

Es ist eine unerläßliche Voraussetzung für die Auswertung der Leberarteriographie in der klinischen Praxis, die anatomischen Varianten der A. coeliaca und ihre Äste genau zu kennen. Andernfalls läuft man Gefahr, schwere diagnostische Irrtümer zu begehen, indem man zum Beispiel ganz gewöhnliche abnorme Abzweigungen der Arterie für krankhaft ansieht, die in Wirklichkeit nichts anderes sind als anatomische Abarten.

Nunmehr möchte ich darlegen, welche wertvollen Dienste die Arteriographie gerade auf dem Gebiet der Leberpathologie leistet, besonders beim Studium der Cirrhose, beim Erkennen von Echinococcuscysten und bei der Diagnostik von Tumoren und Metastasen.

1. Lebercirrhose

Es ist bekannt, daß bei der Lebercirrhose beide der Leber Blut zuführende Systeme, das heißt die Pfortader und die A. hepatica, Gefäßveränderungen erkennen lassen. Diese Gefäßveränderungen werden jedoch nicht immer zur selben Zeit und in demselben Maße sichtbar.

Was das Pfortadersystem betrifft, so ist man heute allgemein der Auffassung, daß sich bei den intrahepatischen Zweigen eine Verringerung verschiedenen Grades zeigt, die von gefäßarchitektonischen Unordnungen begleitet ist.

Für diese Auffassung sprechen auch die an Lebenden durchgeführten Untersuchungen mittels der Splenoportographie sowie die portographischen Untersuchungen an isolierten Lebern und schließlich die Untersuchungen der Lebercirrhosen an Versuchstieren.

Im Hinblick auf das arterielle Gefäßsystem bei den cirrhösen Hepatitiden neigt man heute zu der Annahme einer Umkehr in den beiden Gefäßbereichen, das heißt eine Reduzierung des Pfortadersystems bei gleichzeitiger Zunahme des arteriellen Systems. Einige Autoren sprechen sogar von einer regelrechten Hypertrophie des Gefäßsystems.

Im Gegensatz zu dem oben Gesagten aber stehen die Befunde, die in der Chirurgischen Klinik in Turin an Lebenden mit der Technik der selektiven

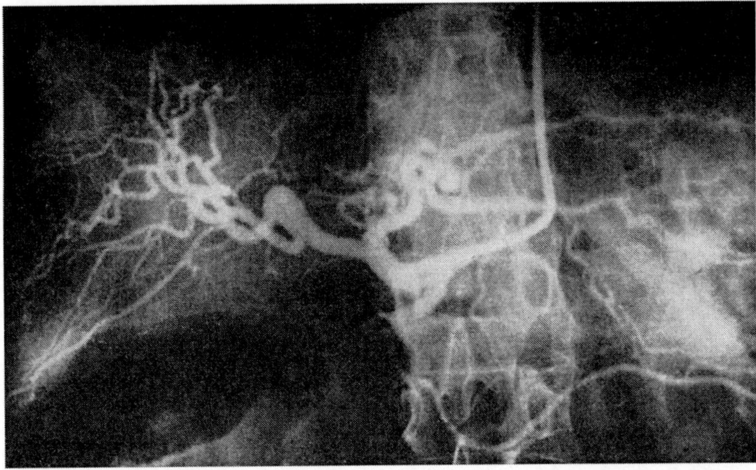

Abb. 33. Erweiterung der A. hepatica und ihrer Äste bei Lebercirrhose im Beginn

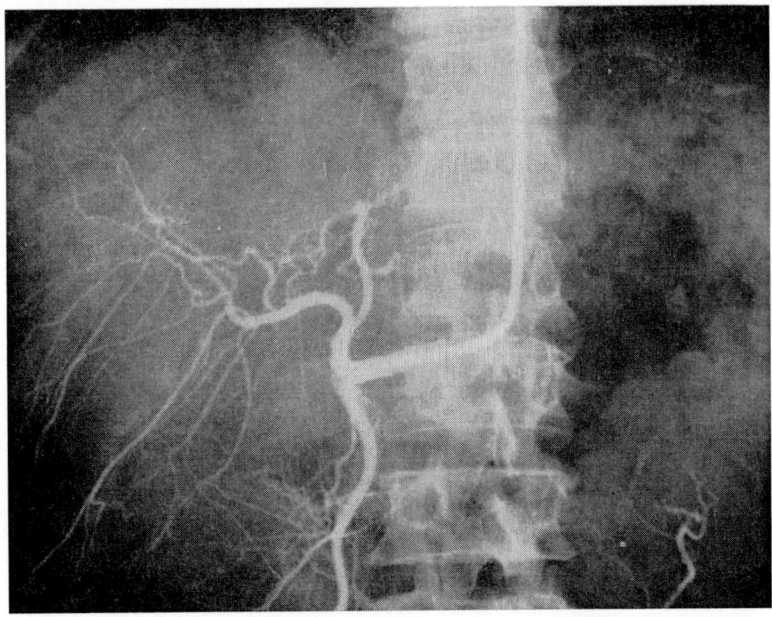

Abb. 34. Normale A. hepatica in normaler Leber

Arteriographie und der Splenoportographie ermittelt werden konnten, und die sich auf etwa 50 Fälle beziehen.

Das arteriographische Bild der cirrhösen Leber verändert sich beim Lebenden im Verhältnis zum jeweiligen Entwicklungsgrad der Erkrankung, geht aber immer eindeutig parallel mit dem portographischen Bild.

Meistens entgehen der selektiven Arteriographie die im Anfangsstadium sich befindenden Lebercirrhosen auf Grund ihrer äußerst spärlichen Symptomatologie.

In den wenigen frühen Fällen, die wir beobachten konnten, fanden wir, daß der arterielle Gefäßbaum kaum krankhafte Veränderungen zeigte, in einigen anderen jedoch imponierte das Bild als das einer kongestionalen Hepatitis, bei der

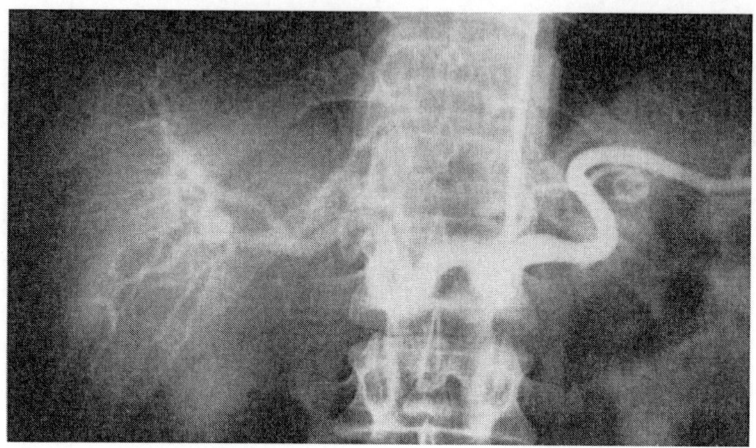

Abb. 35

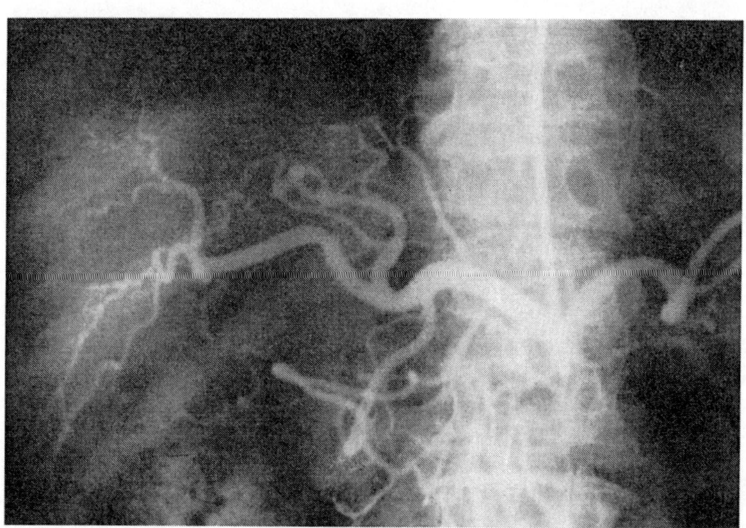

Abb. 36

Abb. 35 u. 36. Intrahepatische Arterienäste 2. Grades verlängert, erweitert und vermehrt geschlängelt bei hypertrophischer Lebercirrhose

die verschiedenen Gefäße, wie der Stamm der A. hepatica und seine hauptsächlichen Abzweigungen und sogar die kleinsten Gefäße, erweitert erscheinen.

Dies wird besonders deutlich in der Abb. 33, wenn man sie mit Abb. 34 vergleicht, die eine normale Leber darstellt.

Bei den frischen Formen von Lebercirrhose, wenn die Leber noch hypertrophisch ist, zeigt der Stamm der A. hepatica entweder keine wesentlichen Veränderungen des Lumens oder aber, genau wie die lobären Äste, stellt er sich erweitert dar. Wenn wir die intrahepatischen Äste zweiten Grades verfolgen, sehen wir die Gefäße verlängert mit der Tendenz, die normale Schlängelung noch zu verstärken, wie dies in den Abb. 35 und 36 deutlich wird.

Mit dem Fortschreiten der Cirrhose und dem Beginn der atrophischen Phase erhält das arteriographische Bild immer mehr eine eigene Note, die mit dem Fortschreiten der Krankheit immer mehr charakteristisch wird. Der Stamm der A. hepatica, seine lobären Äste und manchmal auch die Abzweigungen zweiten Grades erscheinen mehr oder weniger erweitert (Abb. 37).

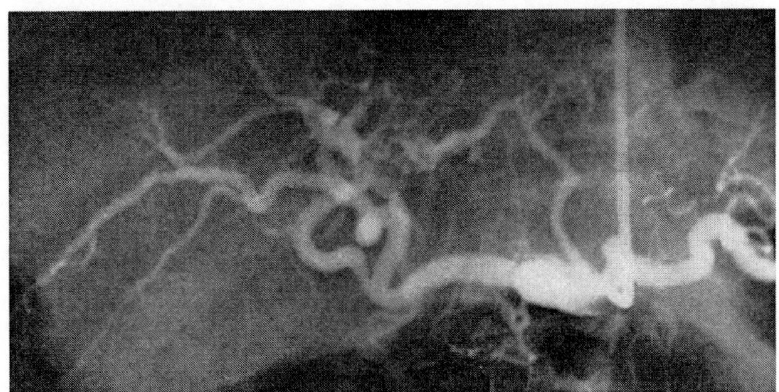

Abb. 37. A. hepatica und ihre lobären Äste erweitert bei fortschreitender Lebercirrhose

Die kleineren Äste werden dagegen enger und in ihrer Anzahl geringer. Dies wird um so deutlicher, je weiter die Krankheit fortgeschritten ist. Außerdem zeigen diese Gefäße einen wellenförmigen Verlauf, der an die Zähnelung einer Säge erinnert (Abb. 38 und 39).

Bei den weit fortgeschrittenen Fällen von Lebercirrhose schließlich, bei denen der fibro-skleröse Prozeß zu einer ausgedehnten Atrophie des Parenchyms geführt hat, ist das intrahepatische arterielle Netz sehr ausgeprägt, besonders in den Randzonen des Organs. Einen analogen Befund erhält man bei der Splenoportographie. Auf den beiden Abb. 40 und 41 sieht man im Leberschatten wenige Gefäße mit engem Kaliber, kurzem Verlauf, Zähnelung und einem rückwärts gerichteten Verlauf.

Auch der Stamm der A. hepatica und die lobären Zweige sind oft in ihrem Kaliber verengt.

Die Serienarteriogramme bei fortgeschrittenen Lebercirrhosen zeigen eine ausgesprochene Stase des Kreislaufes der Leber mit beachtlicher Verlangsamung des venösen Rückflusses.

Dieser Befund ist die Folge eines behinderten Blutabflusses infolge der Kompression durch die fibrösen Stränge.

Die Lebercirrhose mit Splenomegalie ist eine Erkrankung, bei der sich das anatomisch-morphologische Bild des Leberarterienstammes, je nach den verschiedenen Kreislaufbedingungen, die nach den einzelnen Entwicklungsgraden der Hepatitis und vor allem auf Grund der sklerosierenden Prozesse entstanden sind, ändert. Ich möchte mich beschränken, darauf hinzuweisen, daß bei dieser Erkrankung die Modifizierung der Gefäßarchitektur, die man von mal zu mal sieht,

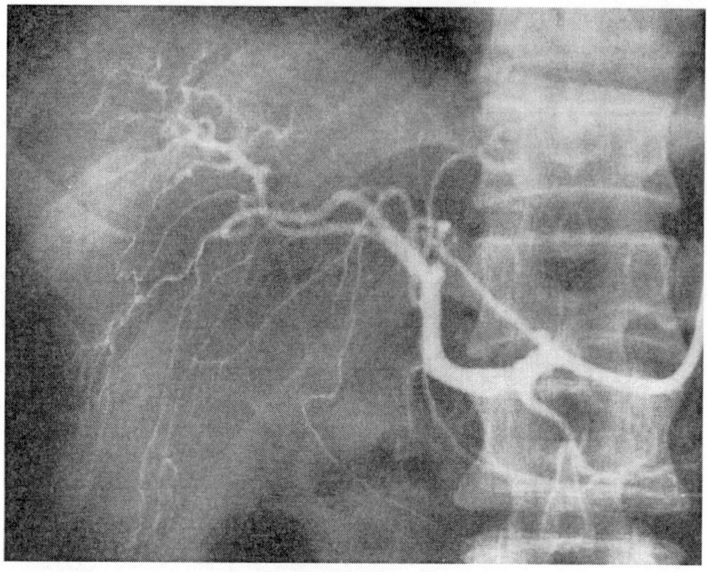

Abb. 38

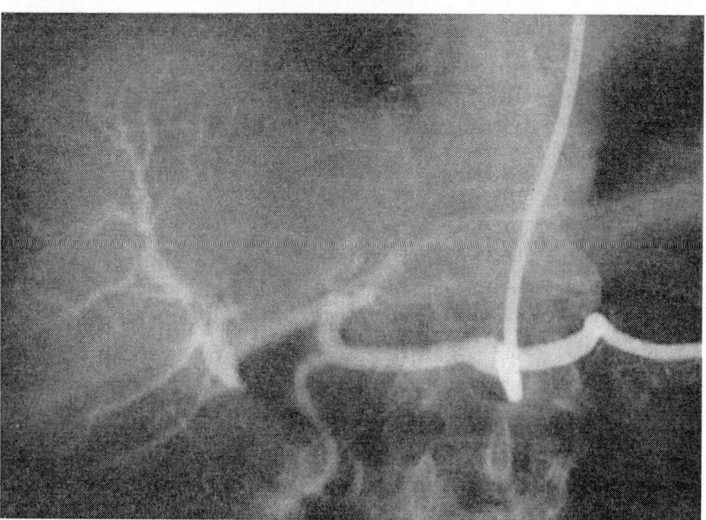

Abb. 39

Abb. 38 u. 39. Kleine Äste der A. hepatica verengt und vermindert bei fortschreitender Lebercirrhose

sich nicht von den bereits beschriebenen unterscheidet. Der Stamm der A. hepatica und auch ihre lobären Abzweigungen zeigen von Fall zu Fall ein normales, ein vergrößertes oder ein reduziertes Kaliber. Demgegenüber läßt sich bei den Gefäßen 2. und niederer Ordnung eine gewisse Verlängerung und — im Falle einer fortgeschrittenen Hepatomegalie — ein abnormer Verlauf feststellen. Weniger häufig dagegen sind sog. Sägeformen der arteriellen intrahepatischen Abzweigungen bei den Formen einer gewöhnlichen Lebercirrhose, während ein ausgesprochen geschlängelter Verlauf selten ist (Abb. 42 und 43).

Obwohl es beim heutigen Stand der Kenntnisse noch nicht möglich ist, Schlüsse aus den angiographischen Untersuchungen über das wechselseitige Verhalten von Arterien- und Pfortaderkreislauf zu ziehen, so gestatten die Untersuchungen doch, die anatomischen Gefäßveränderungen in der Leber, die bei der Cirrhose entstehen, abzulesen. Im Beginn bewirkt die parenchymatöse Hepatitis infolge ihrer entzündlichen Komponente einen vergrößerten Blutzufluß im arteriellen hepatischen Netz.

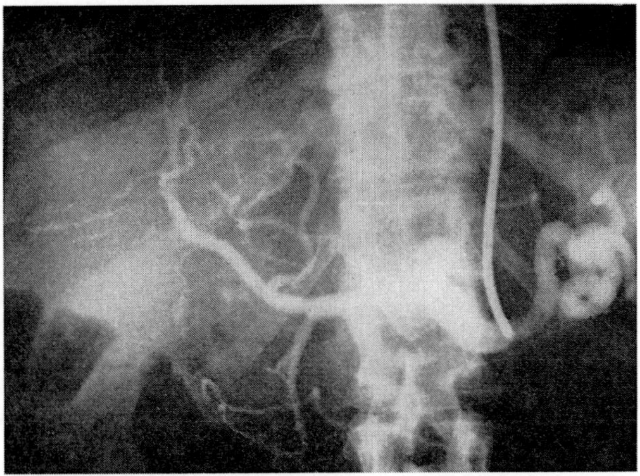

Abb. 40

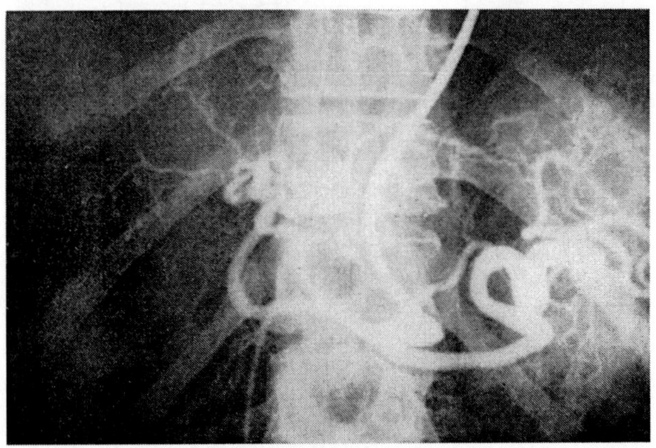

Abb. 41

Abb. 40 u. 41. Fortgeschrittene atrophische Lebercirrhose. Gefäßarmut, Gefäßeinengungen und abnormer Verlauf

Daher läßt sich auch im Arteriogramm das Bild einer kongestiven Hepatitis mit Zunahme des Gefäßlumens aller arteriellen Gefäße erkennen.

Diesen Befund finden wir andererseits aber nicht im Pfortadernetz. Das portographische Bild zeigt außer einer gelegentlichen Verlängerung der intrahepatischen Zweige infolge der Volumenvergrößerung der Leber keine Besonderheiten.

In diesem Stadium ist der Blutdurchfluß im abführenden System nicht behindert. Im weiteren Verlauf wird nun das Leberparenchym durch Bindegewebe verdrängt, und der intrahepatische Pfortaderkreislauf wird eingeengt. Dieses Phänomen erklärt sich hauptsächlich aus einem mechanischen Faktor, nämlich durch die zunehmende Kompression der Gefäße von seiten der fibrösen Stränge.

Durch die ständige und zunehmende Behinderung des Blutabflusses über die Vv. hepaticae entsteht im Pfortadergebiet ein verstärkter Druck, der bei den fortgeschritteneren Cirrhosen einen Kompensationskreislauf hervorruft. Im Portogramm erscheinen blutabführende Kollateralen.

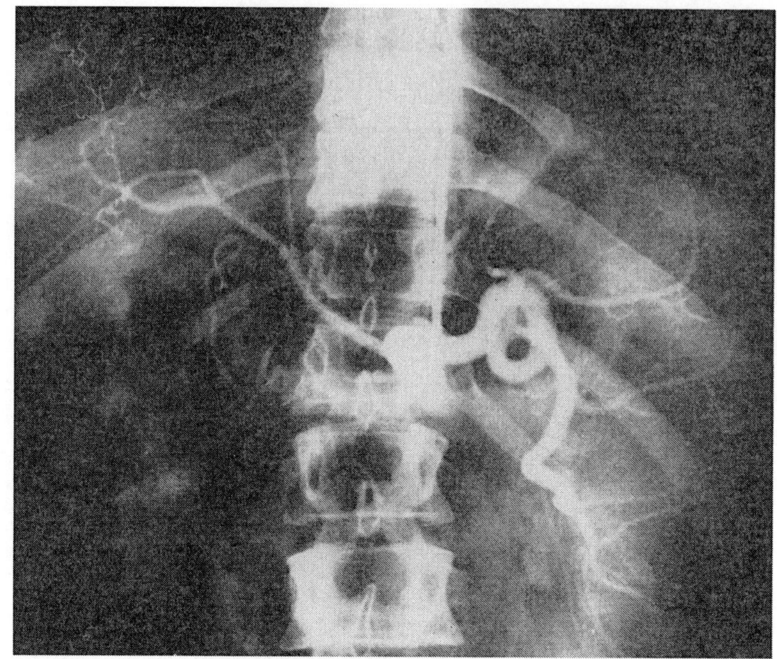

Abb. 42

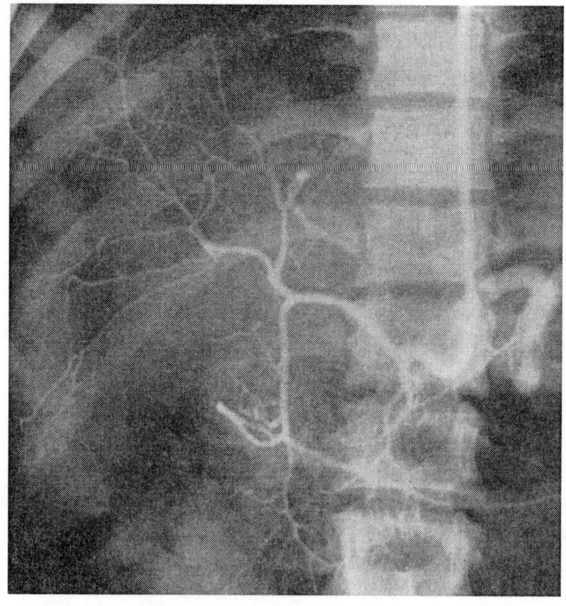

Abb. 43

Abb. 42 u. 43. Sog. Sägeform der intrahepatischen Arterien bei Lebercirrhose

Ganz verschieden verhält sich der arterielle intrahepatische Kreislauf. Die wesentlich stärkeren und resistenteren arteriellen Äste können sich dem Druck fibröser Bildungen besser widersetzen. Es kommt dadurch zu einer Verschiebung des Verhältnisses zwischen dem arteriellen Leberkreislauf und dem Pfortaderkreislauf, wobei der erstere das Übergewicht erhält, ganz im Gegensatz zur normalen Leber.

Daraus darf man jedoch nicht auf eine Hyperplasie des arteriellen Netzes und eine gleichzeitige Involution des Pfortadernetzes schließen. Auch wenn, wie ich berichtet habe, man bei den frischen Cirrhosen eine Zunahme des Gefäßlumens, in auffälliger Form bei der A. hepatica und ihren Hauptästen beobachtet, so sind doch die kleineren arteriellen Äste in verschiedenem Maße in ihrer Weite reduziert.

Man kann sich dabei vorstellen, daß mit der fortschreitenden Erschwerung des Blutabflusses im capillaren Gebiet dieses versucht, sich mittels eines doppelten Mechanismus an die neuen Gegebenheiten anzupassen: Einerseits wird versucht, im Pfortadersystem neue Abflußwege zu schaffen, wie es durch die zahlreichen arterio-portalen Anastomosen in cirrhotischen Lebern demonstriert wird, andererseits durch den Versuch, durch eine Vasoconstriction im peripheren Gebiet über eine Ischämie einen hydrodynamischen Ausgleich zu schaffen.

Wenn schließlich die Cirrhose sehr weit fortgeschritten und die Leberatrophie sehr ausgeprägt ist, so daß das Leberparenchym nur noch durch einige kleine, stark alterierte Gewebsinseln dargestellt wird und das Stroma den Charakter eines spärlich vascularisierten Bindegewebes annimmt, dann sind natürlich auch die trophischen Bedingungen hochgradig vermindert.

Daraus erklärt sich sowohl anatomisch wie funktionell die Reduzierung des arteriellen Kreislaufes. Tatsächlich ist nicht nur der arterielle intrahepatische Gefäßbaum auf wenige, schwache und unregelmäßig verlaufende Gefäße beschränkt, sondern auch die lobären Zweige derselben Arterie zeigen eine auffallende Verminderung ihres Lumens.

2. Echinococcus

Beim größten Teil der Echinococcuscysten in der Leber ist es nicht nötig, auf die Angiographie zurückzugreifen, da die Diagnose solcher Fälle auch auf Grund des klinischen Befundes hinreichend gestellt werden kann.

Manchmal jedoch, und zwar dann, wenn es sich um kleinere Cysten oder um recht zahlreiche handelt, kann die selektive Leberarteriographie, ebenso wie die Portographie von größerem klinischen Interesse sein.

Im Falle einer Echinococcuscyste der Leber zeigen die Arteriogramme, daß weniger die einzelnen kleineren Arterienäste als vielmehr der gesamte Gefäßkomplex in einem mehr oder weniger großen Abschnitt des Organs angegriffen ist. Die Arterien verschiedener Ordnung von den größten bis zu den kleinsten sind dabei verdrängt und lassen an der Peripherie einer runden Zone, deren Zentrum frei von Gefäßen ist, eine Gefäßanhäufung erkennen. Diese gefäßfreie Zone, die von Fall zu Fall größer oder kleiner ist, stellt die Echinococcuscyste dar, um die die Gefäße einen bogenförmigen Verlauf beschreiben.

Ein solches Bild veranschaulicht die Abb. 44, die das Arteriogramm einer Echinococcuscyste des linken Leberlappens darstellt.

Bei den parasitären Neubildungen, die langsam wachsen, erleiden die Gefäße eine Verziehung und reduzieren in der Folge ihr Lumen. In den anderen Abschnitten des Organs wird der Arterienstamm nicht verändert, es sei denn, es handelt sich um multiple Echinococcuscysten.

In den Serienangiogrammen konnten wir eine Verlangsamung des Blutstroms im arteriellen intrahepatischen Netz ausschließen. Höchstens konnte eine geringfügige Änderung beobachtet werden und dies nur in den Fällen, bei denen die

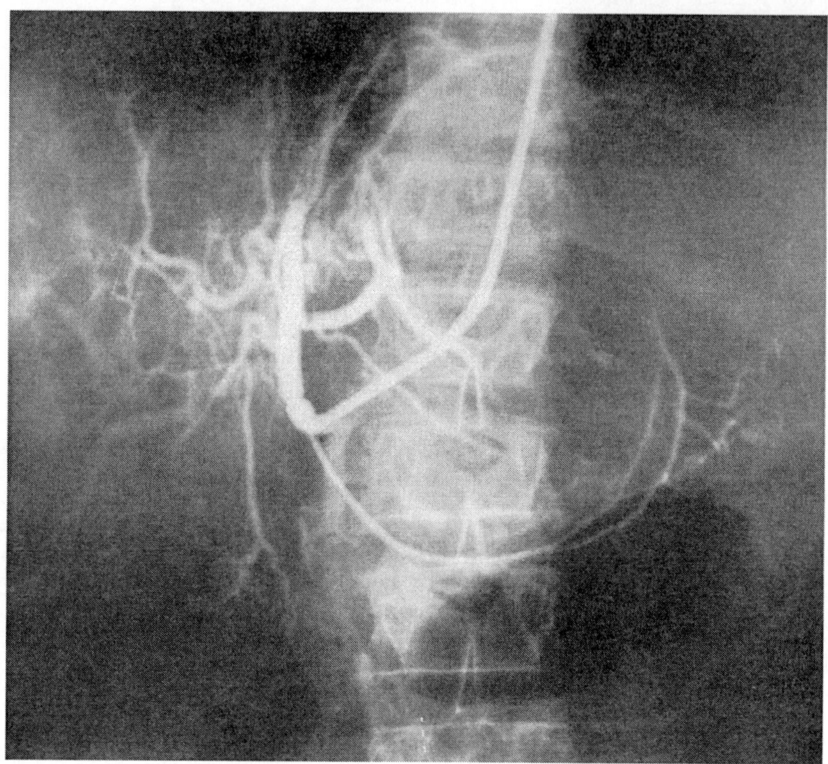

Abb. 44. Bogenförmige Gefäßabdrängung durch Echinococcus

Echinococcuscysten eine beträchtliche Größe erreicht hatten und dadurch zu einer Kompression in einem weiten Gefäßgebiet der Leber geführt hatten, wie wir es in einem Fall erlebt haben.

Die wichtigsten Indikationen, die eine Anwendung der selektiven Arteriographie zu diagnostischen Zwecken beim Leberechinococcus rechtfertigen, sind folgende:

1. zum Ausschluß eines malignen Tumors
2. zur Erkennung tiefer Echinococcuscysten
3. bei Verdacht multipler Echinococcuscysten der Leber
4. bei Zweifel über die genaue Lokalisation solcher Cysten.

Einen größeren Wert als in der Diagnostik besitzt aber die selektive Leberarteriographie zur Orientierung im Hinblick auf einen chirurgischen Eingriff, um im voraus die Lokalisation der befallenen Zone bestimmen zu können, und um feststellen zu können, welche Teile des Organs ihre volle Funktion behalten haben und welche bereits atrophiert sind.

Was nun die praktische Auswertung der selektiven Leberarteriographie betrifft, so müßten wir, um Endgültiges sagen zu können, auf eine größere Kasuistik zurückgreifen können. Die Fälle, die uns zur Verfügung standen, waren jedoch sehr wenige, das heißt fünf im ganzen.

Selbstverständlich werden die Arteriogramme um so demonstrativer sein, je größer der Tumor ist und je stärker die Kompression neoplastischer Massen auf die extrahepatischen Gefäße ist.

3. Lebertumoren

Ob die arteriographische Untersuchung auch bei kleinen Lebermetastasen oder bei ihrer geringen Anzahl zu einer sicheren Erkennung beitragen kann, ist nicht wahrscheinlich, um so weniger, als auch die angiographischen Versuche an isolierten Lebern nicht zu einer vollständigen Klärung der Vascularisierung neoplastischer Bildungen geführt haben.

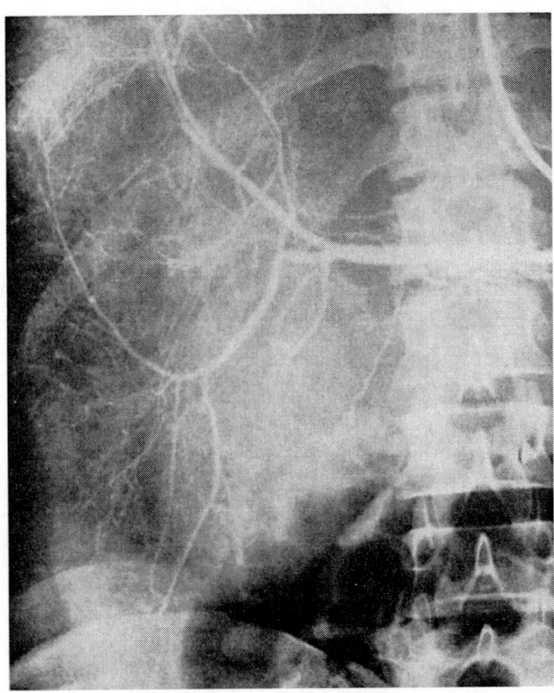

Abb. 45. Verdrängung, unregelmäßige Verteilung und unregelmäßige Weite der Arterien bei primärem Lebertumor

Mehr dagegen, wenn die *primäre oder metastatische maligne Geschwulst* eine beträchtliche Ausdehnung erreicht und in den Arteriogrammen leicht an einer Alteration der arteriellen Lebergefäßarchitektur zu erkennen ist. Es zeigen sich dann jene tiefgreifenden Gefäßalterationen, wie wir sie im übrigen bei bösartigen Geschwülsten jeder Art in jedem beliebigen Organ sehen können. Das heißt Verdrängung der großen und kleineren Arterienäste verschiedenen Grades, ungleichmäßige Verteilung der intrahepatischen Gefäße, wobei hypervascularisierte mit hypovascularisierten Zonen oder solchen, bei denen Gefäße vollständig fehlen, wechseln, extreme Unregelmäßigkeiten im Gefäßverlauf und des Kalibers mit deutlichen Anzeichen einer Gefäßwandstarre und das häufige Auftauchen von Gefäßstümpfen sowie Neubildung von Gefäßen.

Die verschiedenen Gefäßveränderungen sind leicht auf dem Arteriogramm eines primären Lebertumors zu erkennen (Abb. 45).

Wenn die Infiltration jedoch sehr weit fortgeschritten ist, ist es möglich, daß aus dem ursprünglichen Gefäßnetz nur noch wenige Äste übrigbleiben, die in ihrer Morphologie sehr verändert sind und auf eine weniger von den neoplastischen

Bildungen befallene Zone zusammengedrängt sind. Diesen Zustand zeigt die Abb. 46, bei der es sich um eine primäre Lebergeschwulst handelt.

Unter den Fällen, die ich erwähnen möchte und die wir angiographisch untersucht haben, ist ein Angiom mit Ursprung an der Glissonschen Kapsel. In diesem

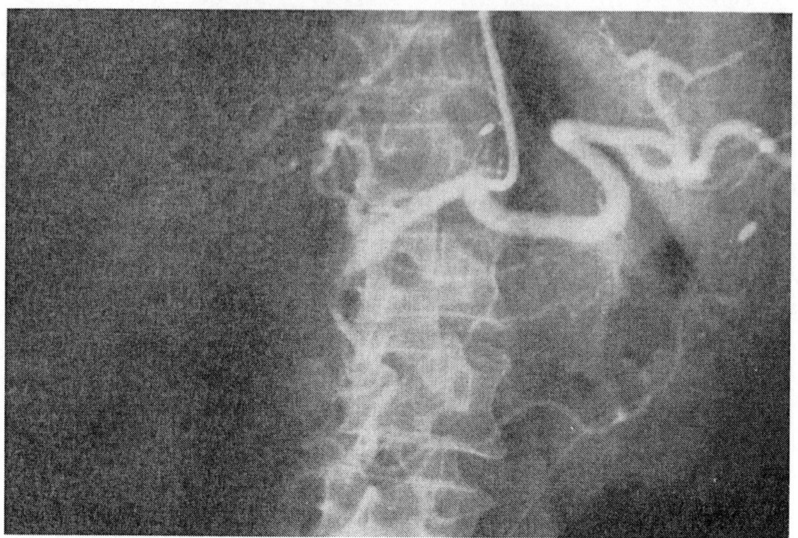

Abb. 46. Gefäßarmut und Zusammendrängung bei primärem Lebertumor

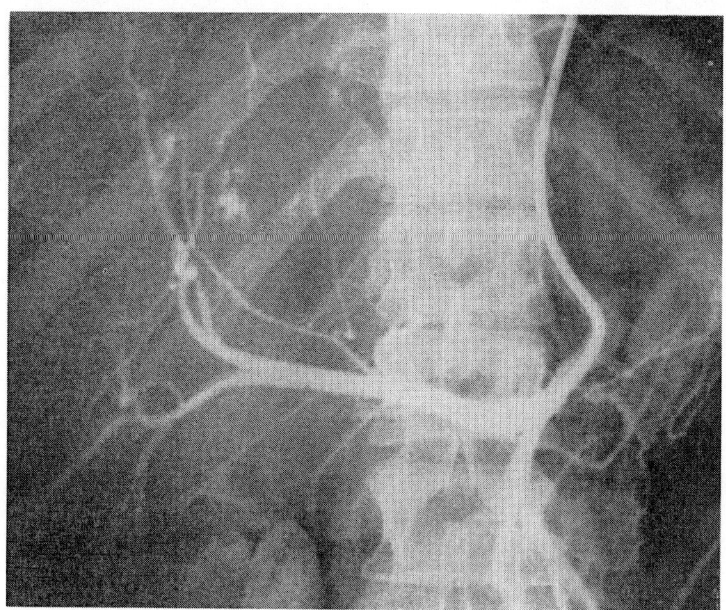

Abb. 47. Arterio-venöse Anastomosen bei Angiom der Leber

Fall hat die selektive Leberarteriographie (Abb. 47) keine wesentlichen Alterationen erkennen lassen, wenn wir von kleinen Kontrastmittelflecken absehen, die wahrscheinlich als arterio-venöse Anastomosen oder Verbindungen zwischen dem arteriellen Lebernetz zu den Gefäßen des Angioms zu deuten sind.

Schließlich kann die selektive Leberarteriographie auch in Fällen von *extrahepatischen Geschwülsten* Zeichen von Kompression oder Infiltration der extrahepatischen arteriellen Lebergefäße aufdecken (Abb. 48). In diesem Fall hat ein Magentumor mit Pankreasbeteiligung und Lebermetastasen zu einer Unterbrechung der A. gastro-duodenalis, ganz in der Nähe ihres Ursprungs, geführt.

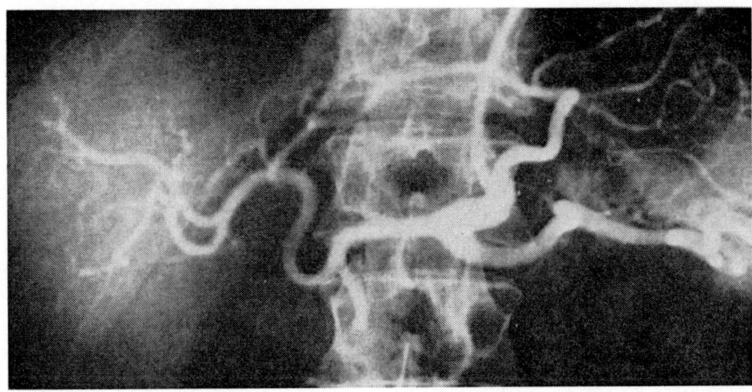

Abb. 48. Unterbrechung der A. gastroduodenalis durch Magentumor mit Pankreasbeteiligung und Lebermetastasen

Auf diesem Angiogramm sehen wir im mittleren Bereich des rechten Lappens eine gewisse architektonische Unordnung mit unregelmäßigen Gefäßverläufen und unscharfen Konturen, die uns den Schluß auf das Vorliegen von Lebermetastasen erlauben.

Die hier vermittelten Auslegungen über die augenblicklichen Möglichkeiten der arteriographischen Leberdiagnostik mit Hilfe der selektiven Methode wollen im wesentlichen Ausgangspunkte aufzeigen und darüber hinaus die großen Möglichkeiten dieser neuen Forschungsmethode darlegen, von der wir hoffen, daß sie auch in Zukunft weiter entwickelt werden möge.

Literatur

1. Abeatici, S., e F. Morino: Il contributo dell'indagine comparata splenoportografica e arteriografica allo studio della patologia epatica. Minerva med. (Torino) **18** (1957).
2. Farinas, P. L.: Retrograde abdominal aortography. A contribution to the study of the abdominal aorta and iliac arteries. Radiology **47**, 344 (1946).
3. Milanes, B., J. McCook and A. Hernandez: Aortography and tumors of the liver. Preliminary report. Angioloy **4**, n. 4. (1953).
4. Morino, F.: Splenoportografia ed arteriografia epatica selettiva nell'echinococco del fegato. Minerva chir. (Torino) **11**, 21 (1956).
5. — Die selektive Arteriographie der Bauchgefäße in der Nieren-, Leber- und Milzdiagnostik. Münch. med. Wschr. **90**, 31 (1957).
6. — V. C. Catania e S. Olivero: L'arteriografia selettiva nella diagnostica dei tumori renali ed epatici. Tumori **44**, 1 (1958).
7. — e G. Cianfanelli: Quadri di patologia epatica e splenica valutati alle luce dell'arteriografia selettiva. Accad. med. **1958**.
8. — S. Olivero e F. Margaglia: Studio degli effetti secondari dell'arteriografia renale selettiva sulla funzionalità del rene con particolare riguardo alle variazioni dell'azotemia. Minerva urol. (Torino) **9**, 2 (1957).

9. Morino, F., S. Olivero e F. Margaglia: Effetti secondari dell'iniezione endoaortica di preparati jodorganici per uso angiografico sui vasi e sui parenchimi degli organi addominali. (Ricerche sperimentali). Minerva cardioangiol. europ. (Torino) **6**, (1958).
10. — — — Il quadro proteico ematico dei pazienti sottoposti ad arteriografia addominale selettiva. Minerva cardionagiol. europ. (Torino) **6**, 8 (1958).
11. — — C. Quaglia, M. Robecchi et A. Tarquini: L'artériographie sélective. Nouvelle méthode d'angiographie rénale. Urol. int. (Basel) **4**, **6** (1957).
12. — — e A. Tarquini: Indicazione e limiti dell'arteriografia renale selettiva. Minerva med. (Torino) **48**, 21 (1957).
13. — — — Arteriografia selettiva del tronco celiaco e delle sue branche. Minerva chir. (Torino) **13**, 5 (1958) (Supplemento monografico).
14. — e M. Robecchi: Il contributo dell'arteriografia renale selettiva per la valutazione diagnostica e l'indirizzo terapeutico dell'idronefrosi. Minerva med. (Torino) **47**, 82 (1956).
15. — — e A. Tarquini: I metodi angiografici nella diagnostica urologica con particolare riguardo alla arteriografia selettiva mediante il cateterismo per via omerale. Minerva chir. (Torino) **11**, 8 (1956).
16. — G. Sesia e C. Quaglia: Varietà anatomiche e anomalie delle arterie renali rivelate in vivo dall'arteriografia selettiva. Minerva urol. (Torino) **10** (1958).
17. — e A. Tarquini: Cateterismo attraverso l'arteria omerale per l'arteriografia dei rami collaterali dell'aortaaddominale. Minerva med. (Torino) **47**, 26 (1956).
18. — — Contrastografia selettiva dei rami dell'aorta addominale mediante cateterismo dell'arteria omerale. Atti XIX Congresso S. R. R. M.-Genova 1956.
19. — — Vantaggi e rischi dell'arteriografia addominale selettiva. Minerva chir. (Torino) **12**, 9 (1957).
20. — — Arteriografia addominale selettiva per via omerale. Radiol. med. (Torino) **43**, 6 (1957).
21. — — Il contributo dell'arteriografia selettiva allo studio della patologia renale. Relazione. Minerva chir. (Torino) **13**, 18 (1958).
22. — — S. Olivero: Artériographie abdominale sélective par le cathétérisme de l'artère humérale. Presse méd. **64**, 84 (1956).
23. — — C. Quaglia: Unsere Erfahrungen mit einer neuen Methode der selektiven abdominellen Arteriographie. Chirurg **28**, 4 (1957).
24. Olivero, S., F. Morino e F. Margaglia: Comportamento delle curve glicemiche a seguito dell'arteriografia addominale selettiva. Minerva chir. **12** (1957).
25. — — — Variazioni ematologiche secondarie all'arteriografia addominale selettiva mediante cateterismo arterioso. Min. cardioangiol. europ. (Torino) **6** (1958).
26. Rigler, L. G., P. C. Olfet and R. W. Krumbach: Röntgen hepatography by injection of a contrast medium into the aorta. Radiology **60**, 3 (1953).
27. Robecchi, M., e F. Morino: Arteriografia renale selettiva mediante cateterismo dell-arteria omerale. Boll. Soc. Piem. Chir. **26**, 4 (1956).
28. — — e A. Tarquini: L'arteriografia renale selettiva per via omerale nella pratica urologica. Minerva med. (Torino) **47**, 92 (1956) (Supplemento monografico).
29. Servello, M., L. Lojacono e M. Bottero: L'aortografia alta per la visualizzazione radiologica degli organi irrorati dal tronco celiaco. Chir. e Pat. sperim. **4**, f. 6, 563 (1956).

Die Hepatographie mit radioaktivem Gold*

Von

A. ZUPPINGER

Die *röntgenologischen Möglichkeiten, lokalisierte von generalisierten Erkrankungen* der Leber zu unterscheiden, sind sehr beschränkt. Die ersten Versuche wurden mit *Thorotrast* gemacht, das sich im reticuloendothelialen System anreicherte und an vorliegenden Aussparungen den Schluß erlaubt, daß entweder das reticuloendotheliale System verdrängt oder nekrotisch ist. Man hatte aber damals schon vor 2 Dezennien wegen der Radioaktivität des Thoriums Bedenken, diese Methode anzuwenden, und heute *ist sie streng kontraindiziert,* weil wir wissen, daß abgesehen von nicht faßbaren Schäden des Reticuloendothels, maligne Tumoren entstehen können (LOONEY). Man war schon Ende der dreißiger Jahre sehr froh, als DEGKWITZ ein stabilisiertes Jodsol herstellte, das ebenfalls ins reticuloendotheliale System (RES) ging und mit dem man in Einzelfällen Tumoren in der Leber erkennen konnte. Der Kontrast war aber sehr schwach; diese Methodik konnte nicht weiter ausgebaut werden, weil das Kontrastmittel nicht mehr hergestellt wurde. Die *Splenoportographie* zur Darstellung von Lebermetastasen hat sich nach GARY-BOBO, J. COLIN, R. LIENHARDT und P. PÉLISSIER nicht bewährt und ist zudem nicht ungefährlich, doch ist diese Methodik möglicherweise noch weiter ausbaufähig. Mit der *Anwendung von Isotopen* ergeben sich zwei prinzipielle Möglichkeiten. Die erste besteht darin, daß man einen *Tracerträger* verabreicht, der sich in einem pathologischen Prozeß, beispielsweise in einem malignen Tumor anreichert. Nun kennen wir bis heute keine derartigen Körper, doch geben die Untersuchungen von BROWNELL und PASSALAQUA zu gewissen Hoffnungen Anlaß, indem doch Anreicherungen von Schwermetallen in gewissen Tumoren im Prinzip möglich sind. Sollte dieser erwünschte Weg einmal klinisch verwertbar sein, so müßte zusätzlich noch eine Darstellung entweder der Leberzelle oder des RES erfolgen, um andere, nicht speichernde lokalisierte Erkrankungen auszuschließen.

Der *zweite indirekte Weg,* der schon skizziert ist, führt zur Darstellung entweder des Reticuloendothels oder der Leberzelle, so daß der pathologische Prozeß als Füllungsdefekt erkannt werden kann. Wir besitzen eine Reihe von Körpern, die selektiv entweder von den einen oder andern Zellen aufgenommen werden.

Die Verteilung auf das Organ muß mit einer speziellen Apparatur, dem Scintiscanner, die in verschiedenen Ausführungen heute erhältlich ist, aufgenommen werden.

Schon 1951 konnte WEILAND durch Verabreichung von ^{198}Au Größe und Form der Leber in groben Zügen festhalten. 1955 hat allerdings ANDREWS mitgeteilt, daß es nur gelingt, so ausgedehnte Prozesse in der Leber zu erkennen, die ander-

* Herrn Prof. Dr., Dr. h. c., Dr. h. c. B. RAJEWSKY zum 65. Geburtstag am 19. 7. 1958 gewidmet.

weitig schon nachweisbar seien. STIRRETT, YUHL und LIBBY haben *Albumin*, das mit ^{131}*Jod gezeichnet* war, zum Nachweis von Lebermetastasen schon 1953 verwendet und über sehr gute Ergebnisse berichtet, doch sind seither keine weiteren Mitteilungen erfolgt. Vom klinischen Standpunkt besteht auf alle Fälle ein großes Bedürfnis, umschriebene Lebererkrankungen darzustellen. Im Vordergrund steht besonders für den Tumortherapeuten die immer wiederkehrende Frage, ob *Lebermetastasen* vorliegen. Die praktische Erfahrung hat gezeigt, daß keinerlei Leberfunktionsprüfung uns deren Diagnose gestattet. Wohl ist eine vergrößerte Leber bei fehlenden Funktionsproben verdächtig auf das Vorliegen von Metastasen. Wir finden aber recht häufig bei Tumorträgern Parenchymschäden und gleichzeitig Metastasen, andererseits besagt eine vergrößerte Leber bei normalen Funktionsproben noch keineswegs, daß nicht doch eine Cirrhose vorliegt. Weiterhin hat man bei einer großen Leber öfters Schwierigkeiten festzustellen, ob es sich wirklich um die Leber handelt oder ob ein anderer raumbeengender Prozeß vorliegt. Auch *nicht-maligne Erkrankungen der Leber sowie pathologische Prozesse im Zwerchfell oder an der basalen Pleura* führen immer wieder zur Fragestellung, die zum mindesten eine weitgehende Aufklärung erfahren, wenn wir uns über die Grenze des funktionierenden Leberparenchyms orientieren können.

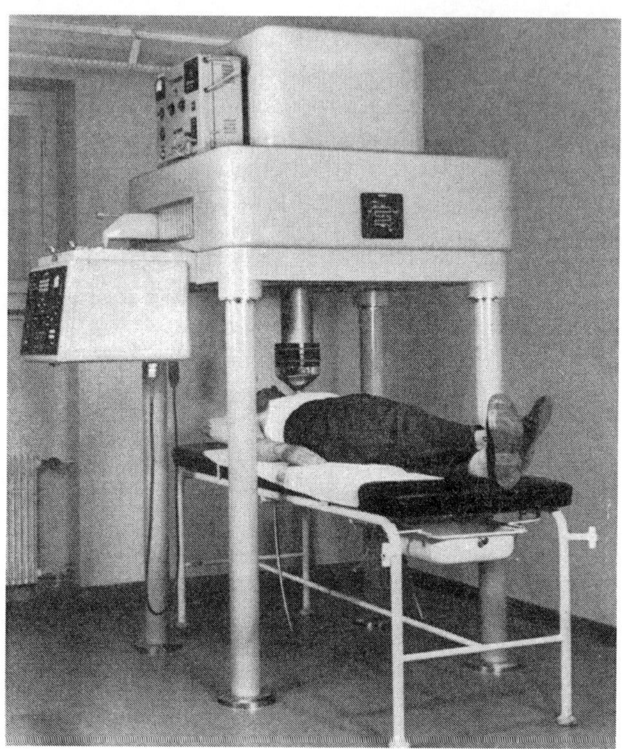

Abb. 49. Scintiscanner nach PORETTI und BOLLIGER

Wir haben unsere Versuche 1954 mit einem improvisierten Abtastverfahren begonnen, indem wir über einer karierten Cellophanscheibe nach Verabreichung von ^{198}Au die Ausschläge des Zählrohrs gemessen und das Bild in Isodosen aufgezeichnet haben. Das Verfahren wurde praktisch brauchbar, nachdem uns ein automatisch arbeitender Scintiscanner, der von PORETTI und BOLLIGER hergestellt wurde, zur Verfügung stand (Abb. 49). Wir haben uns auch später durch die ablehnende Mitteilung von ANDREWS nicht abhalten lassen, die Methode weiter auszubauen.

Die Methodik ist im Prinzip sehr einfach. Der Patient erhält mindestens 2 Std. vor der eigentlichen Messung 500 μC ^{198}Au, das in kolloidaler Lösung i.v. verabreicht wird. Im Laufe der nächsten 3—4 Tage fallen die Werte nur entsprechend der kurzen Halbwertzeit des Isotops ab; zweifelhafte Befunde können also leicht kontrolliert werden.

Vor der eigentlichen Messung werden mit einem Durchleuchtungsapparat, der am besten im gleichen Raum wie der Scintiscanner aufgestellt wird, auf den Bauch des Patienten Zwerchfell, Herz, Rippenbogen und, wenn palpabel, der Leberrand und palpable Umrisse eines evtl. fühlbaren Tumors eingezeichnet und

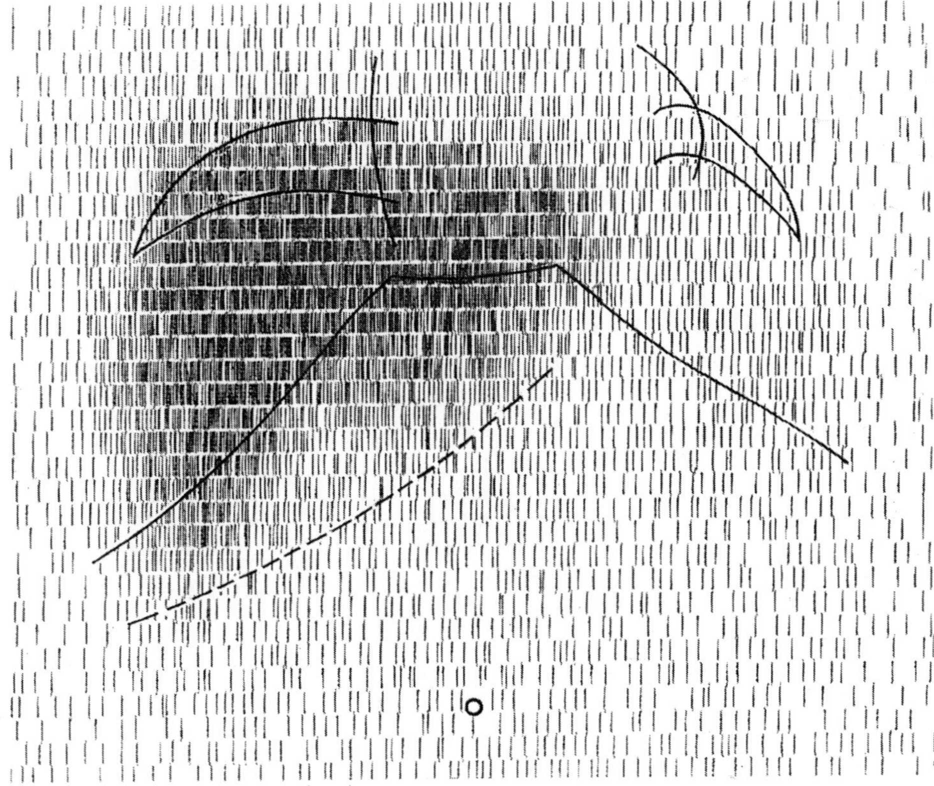

Abb. 50. Normales Hepatogramm mit guter Speicherung bei etwas vergrößerter Leber. Milz nur andeutungsweise sichtbar

vor der Zählung auf den Registrierbogen übertragen. Der Apparat gestattet die Änderung der Kollimatoröffnung, der Untersetzungsstufe und der Transportgeschwindigkeit. Im Einzelfall können so die am günstigsten liegenden Aufzeichnungsbedingungen eingestellt werden. Man orientiert sich anfänglich, indem ein Probestreifen über der Lebermitte aufgenommen wird. Die Meßzeit betrug unter diesen Umständen ungefähr $1^1/_2$ Std.; sie konnte jetzt durch eine automatische Beschleunigung des Ablaufes bei niedrigeren Aktivitäten auf die Hälfte herabgesetzt werden. Der Patient muß während dieser Zeit ruhig und bequem liegen; man gibt ihm am besten ein leichtes Hypnoticum. Die Atmung wirkt sich störend aus, besonders weil im Liegen die Zwerchfellexkursionen immer ausgedehnter sind als im Stehen. Wir haben sie durch Sauerstoff herabzusetzen versucht, aber ohne überzeugenden Erfolg. Am besten legt man dem Patienten eine Bauchbinde an und fixiert ihn gleichzeitig damit auf dem Untersuchungstisch. Die besten Ergebnisse bekommt man, wenn 10—12 Registrierungen/cm in den dichtesten Partien erfolgen. Sollte die Dichte an einzelnen Stellen noch größer sein, ist es ratsam, mit niedrigeren Empfindlichkeiten diese Stelle nachzuuntersuchen, weil sonst kleinere Aussparungen dem Nachweis entgehen können.

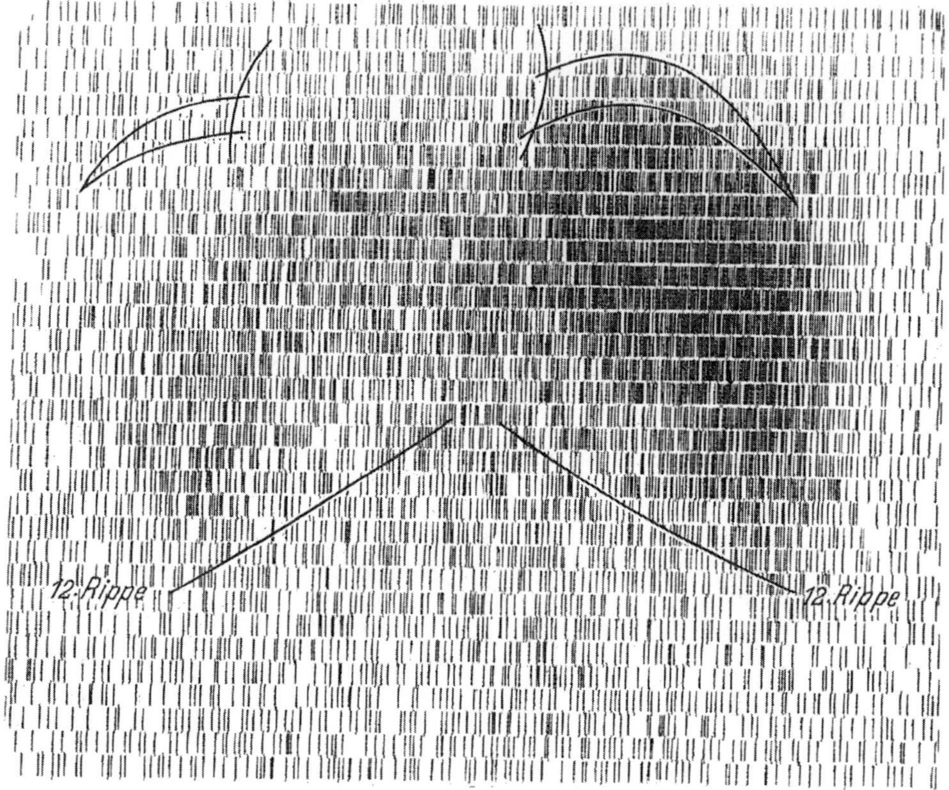

Abb. 51. Derselbe Patient wie Abb. 50. Hepatogramm in Bauchlage. Eine ziemlich große Milz wird gut erkennbar

Das *normale Hepatogramm* zeigt eine zentral stärkere Anreicherung, die entsprechend der bekannten Leberform peripherwärts allmählich abnimmt (Abb. 50). Das Gebiet der *Leberpforte* ist oft transparenter, entsprechend der an dieser Stelle recht variablen Dicke des Leberparenchyms. Eine weitere *Stelle erhöhter Transparenz* findet sich gelegentlich in der Mittellinie ober- und unterhalb vom Schwertfortsatz, wo ebenfalls beim normalen eine Verschmälerung der Parenchymdicke gelegentlich vorgefunden wird. Auffallenderweise kommt die normale *Milz* meistens gar nicht zur Darstellung. Führt man aber ein Hepatogramm in Bauchlage durch (Abb. 51), so wird die Milz sichtbar. Dies besagt, daß bei der großen Dicke der Leber zur Erfassung des ganzen Organs ein Hepatogramm sowohl in Bauch- wie in Rückenlage durchgeführt werden sollte. Die Variation des Zwerchfellbuckels läßt sich leicht von andern raumfordernden Prozessen abgrenzen (Abb. 52).

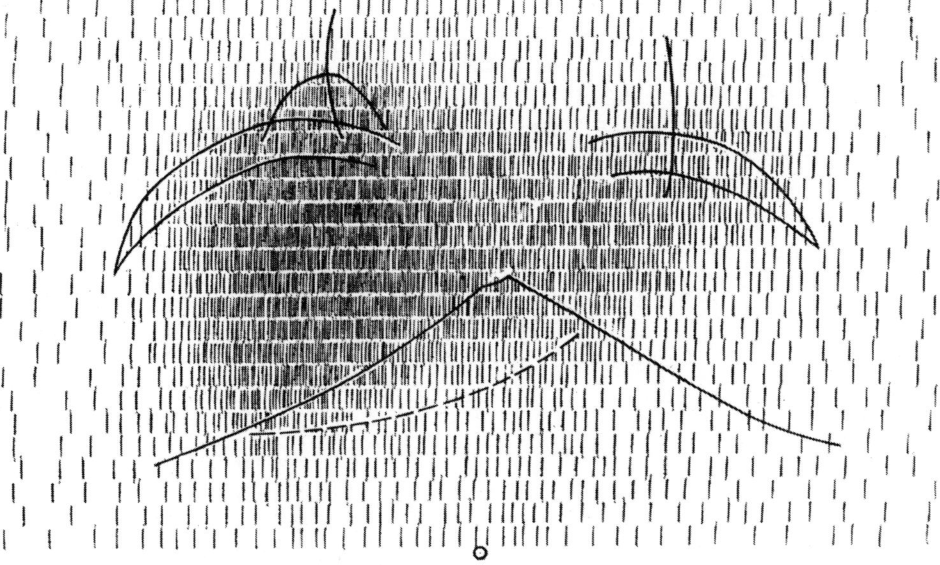

Abb. 52. Zwerchfellbuckel, an der guten Speicherung leicht von anderen raumfordernden Prozessen differenzierbar

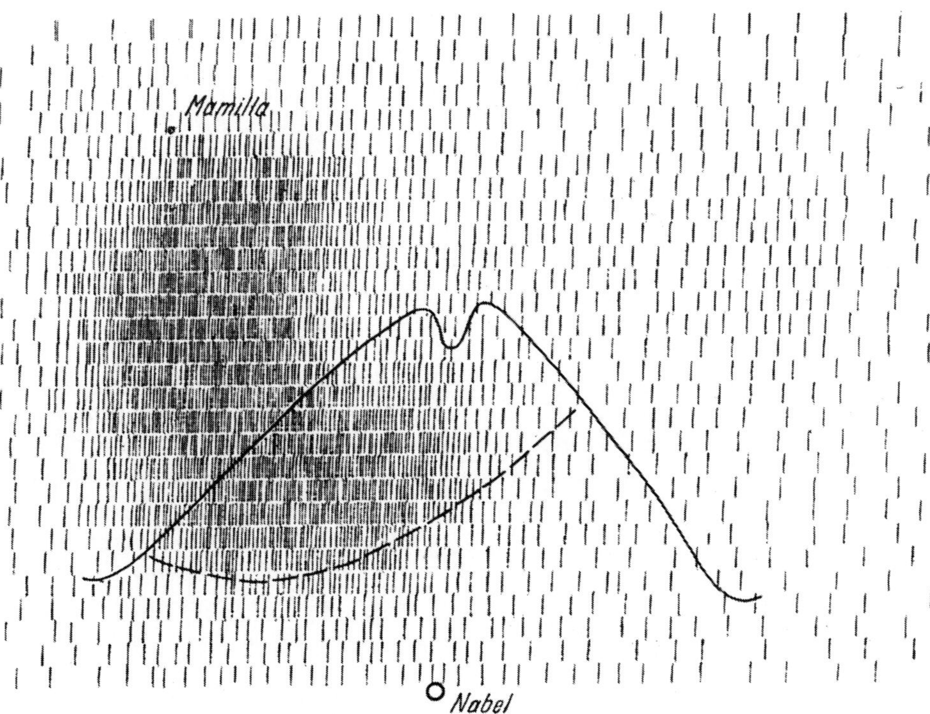

Abb. 53. Reticulosarkom der Leber, der den großen linken Leberlappen verdrängt und weit über die Mittellinie nach rechts ragt

Im pathologischen Bild erkennt man beim Vorliegen von Metastasen einen mehr oder weniger großen Ausfall im Leberparenchym. Untersuchungen am Phantom zeigten, daß *Metastasen von 3 cm Durchmesser* gerade an der Grenze der Nachweisbarkeit liegen. Am einfachsten ist die Situation, wenn es sich um große umschriebene Ausfälle handelt. Hier ist die Lokalisation wichtig und gelegentlich wegleitend, beispielsweise für eine gezielte Leberpunktion zur Feststellung des histologischen Befundes oder bei einer therapeutischen Maßnahme im

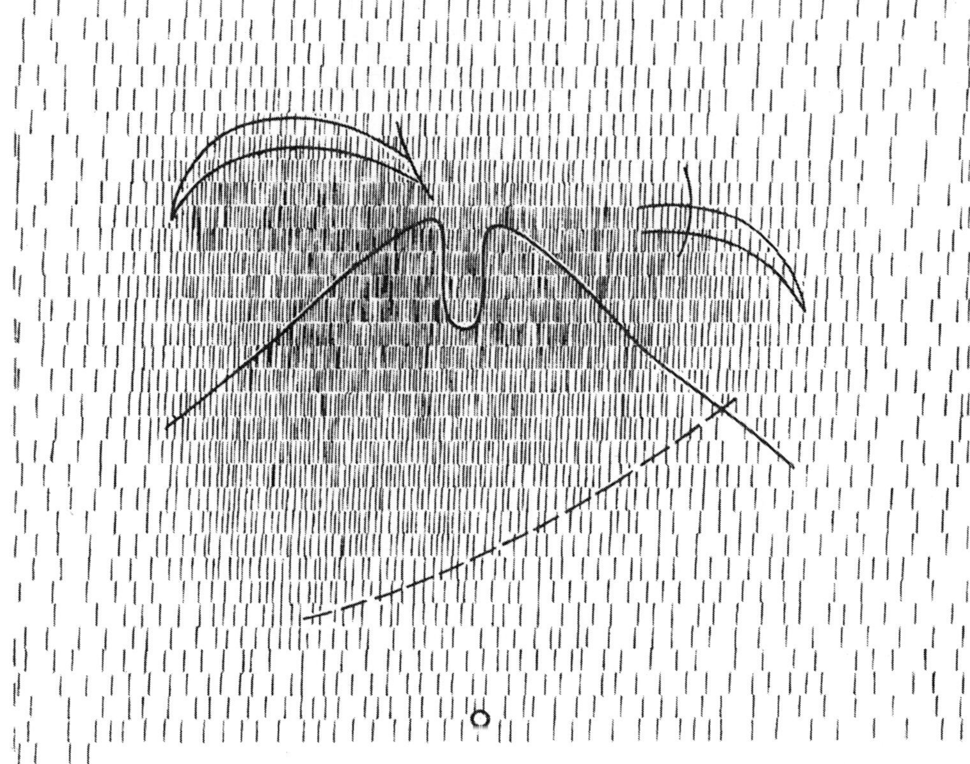

Abb. 54. Fleckweise Speicherung bei großer Metastasenleber, die diffus mit kleineren Knoten durchsetzt ist

Sinne einer Palliativbestrahlung oder, selten einmal, zur chirurgischen Entfernung. In Abb. 53 ist ein Fall von Reticulosarkom dargestellt, bei dem zunächst durch Laparatomie ein median gelegener, kindskopfgroßer Tumor festgestellt wurde. Die Erkrankung war von ziemlich hohen Fieberschüben begleitet. Der Tumor wurde bestrahlt, zeigte makroskopisch einen deutlichen Rückgang, doch verschwanden die Fieber nicht. Das anschließend dargestellte Hepatogramm zeigte, daß der Tumor sich mehr nach rechts ausdehnte, als auf Grund des operativen Eingriffs festgestellt werden konnte. Im Anschluß an die Bestrahlung der hepatographisch sichtbaren Tumormassen ging das Fieber zurück und der Patient erfreute sich noch während 2 Jahren eines befriedigenden Zustandes, bis er an einer Magenblutung nach Cortisontherapie wegen neuerlichen Metastasen ad exitum kam.

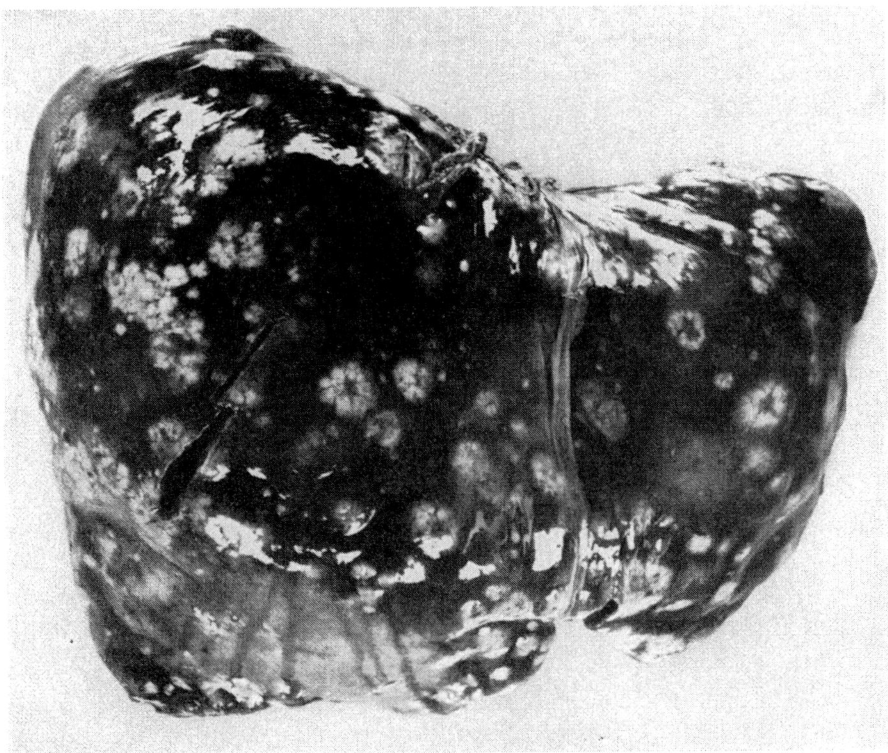

Abb. 55. Autopsiepräparat 2 Monate nach dem Hepatogramm (gleicher Pat. wie Abb. 54)

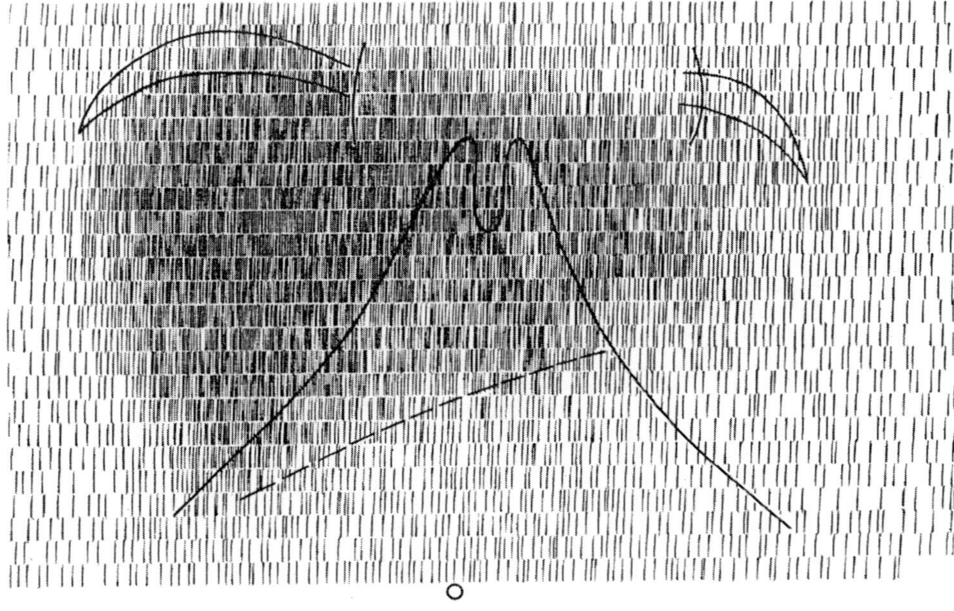

Abb. 56. Große Metastasenleber (Bronchuscarcinom) mit guter Speicherung. Metastasen nicht sicher erkennbar

Schwierig zu erkennen sind Metastasenlebern, die diffus von Tumorknoten durchsetzt sind (Abb. 54 und 55). Immer zeigen sich aber nach unseren bisherigen Erfahrungen deutliche Stellen mit größerer Aktivität, mit direkt anschließender stärker herabgesetzter Speicherung. Gerade bei derartigen Fällen kann der

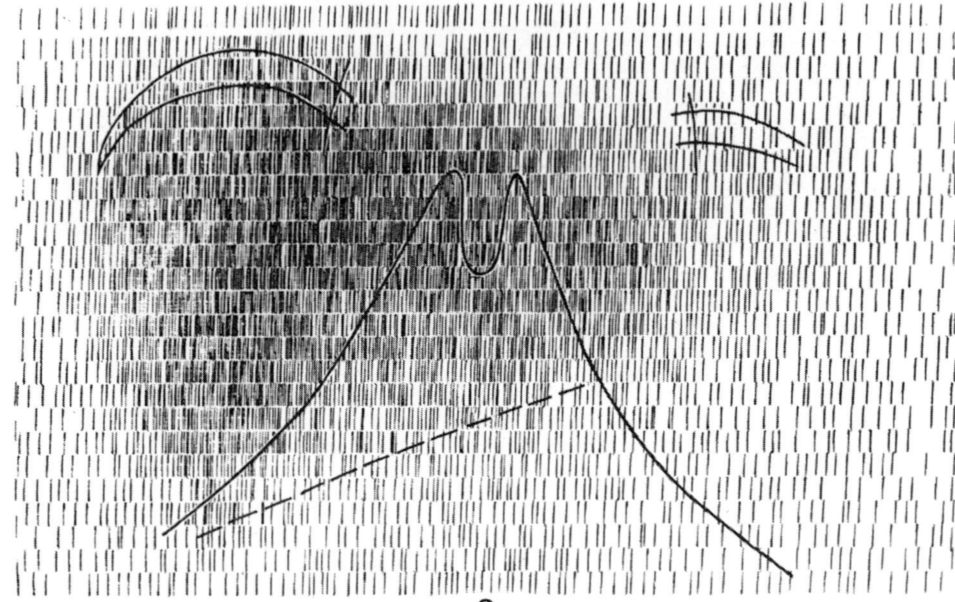

Abb. 57. Derselbe Pat. wie Abb. 56 ein Tag später. Mehrfache Ausfälle gut erkennbar

Nachweis schwierig sein, wie Abb. 56 und 57 zeigen, wenn die Speicherung hoch ist, so daß kleine Ausfälle sich nicht bemerkbar machen. Eine Kontrolle am folgenden Tag mit der durch den natürlichen Zerfall bedingten Aktivitätsabnahme ließ aber deutliche Ausfälle erkennen, die laparaskopisch bestätigt worden sind (Abb. 58). Unregelmäßigkeiten in den lateralen und oberen Partien der Leber machen es fast sicher, daß auch dort Metastasen vorgelegen haben, die laparaskopisch nicht erfaßt werden konnten.

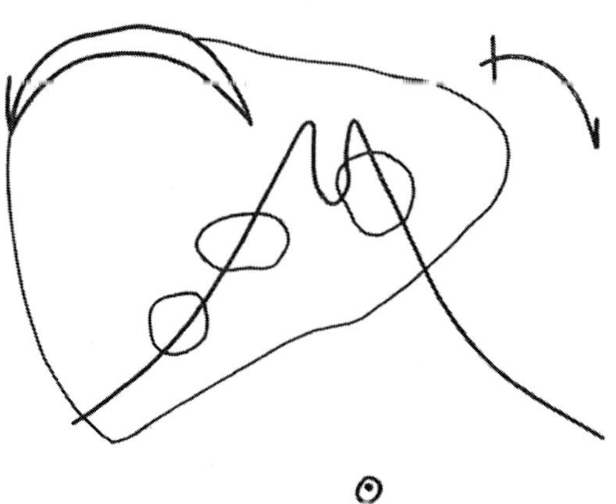

Abb. 58. Derselbe Pat. Skizze der laparaskopisch festgestellten Metastasen

Wertvoll ist die Methodik bei *extrahepatischen Prozessen*, die wir bisher nur vereinzelt untersuchen konnten. Abb. 59 zeigt einen diaphragmalen Erguß bei Bronchuscarcinom des rechten Unterlappens. Abb. 60 zeigt den Ausfall der Anreicherung unter dem Zwerchfell, bedingt durch einen Leberechinococcus.

Große Schwierigkeiten bereitet klinisch die Differentialdiagnose des Ikterus. Stauungs- und Parenchymikterus lassen eine gleichmäßige, kräftige Anreicherung des Isotops im Reticulondeothel erkennen. Wahrscheinlich kann in Verbindung mit einem isotopenhaltigen Körper, der in die Leberparenchymzelle geht, wie das von TAPLIN u. Mitarb. vorgeschlagene Bengalrosa, die Diagnose zwischen Stauungs- und Parenchymikterus ermöglicht werden, besonders wenn man noch ein Scintigramm herstellt, wie dies SCHUHMACHER und v. OLDERSHAUSEN zusätzlich getan haben. Die Methode hat aber auch ihre differentialdiagnostischen Schwierigkeiten. Dies gilt besonders, wenn wir eine große Leber vor uns haben, die diffus von Tumorknoten durchsetzt ist.

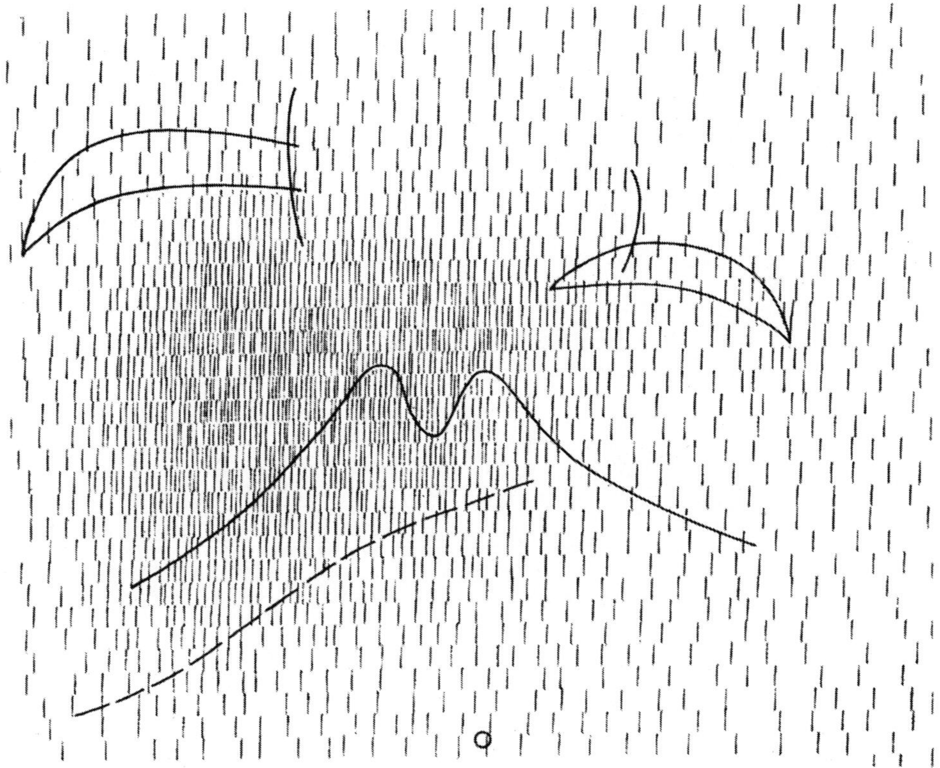

Abb. 59. Zwerchfellhochstand infolge diaphragmalem Erguß bei Unterlappenatelektase infolge Bronchuscarcinom

Nach unseren bisherigen Erfahrungen weisen aber umschriebene Stellen mit kräftiger Speicherung, die mit solchen geringer Speicherung abwechseln, mit großer Wahrscheinlichkeit auf eine Metastasenleber hin. Bei der Lebercirrhose (Abb. 61) findet sich im allgemeinen eine schwächere Speicherung, auch hier sieht man leichte Unregelmäßigkeiten der Aufnahme des Isotops; die Differenzen sind aber gering.

Wenn doch an einzelnen Stellen ein großer Ausfall vorliegt, wird man vor allem an das Vorliegen eines Lebercarcinoms bei Cirrhose denken müssen und, wie dies SCHUHMACHER und v. OLDENHAUSEN getan haben, die Diagnose durch Punktion sicherstellen.

Einmal haben wir eine Metastasenleber diagnostiziert, bei einem subtotal operierten Magencarcinom, wobei das Hepatogramm multiple kleine Ausfälle ergeben hat. Die Autopsie zeigte eine biliäre Cirrhose mit gleichmäßig verteilten großen Gallengangslacunen. Wir würden heute nicht mehr die Diagnose auf Metastasenleber stellen, weil bei diesen Stellen stärkerer Anreicherung vorhanden sein müssen.

In einem weiteren Fall haben wir einen großen Ausfall an der Leberpforte bei einem Patienten mit früher operiertem Magencarcinom diagnostiziert. Die

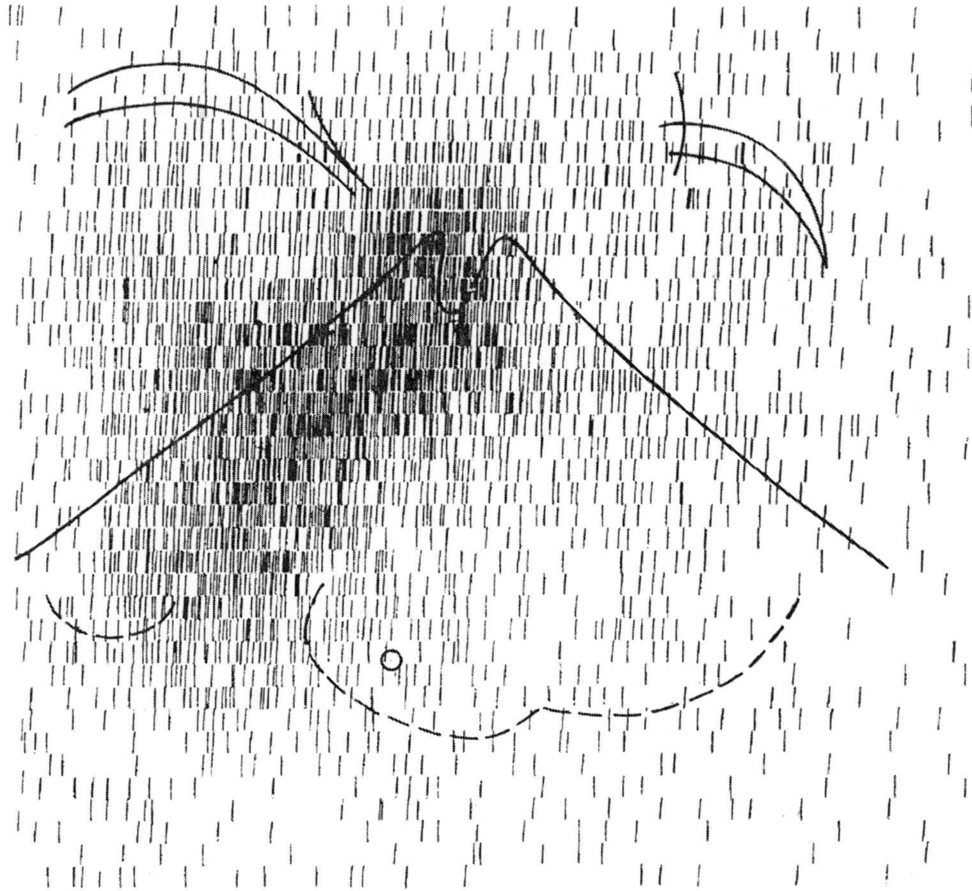

Abb. 60. Ausgedehnter Leberechinococcus (73 jähriger Mann)

Autopsie hat aber eine akute gelbe Leberatrophie mit großen umschriebenen Herden um den Leberhilus herum, aber keinerlei Metastasen ergeben. Dieser Befund stellt aber sicher eine große Ausnahme dar und ist, sofern man nur an die Möglichkeit denkt, durch Berücksichtigung der übrigen klinischen Untersuchungen differentialdiagnostisch abgrenzbar.

Komplikationen oder *Kontraindikationen* haben sich keine ergeben. Die relativ hohe Dosis von 500 μC muß an die Möglichkeit von Strahlenschädigungen denken lassen. Blutuntersuchungen und Thrombocytenzählungen haben bisher keinerlei Beeinflussung ergeben. Es kommt auch nicht zu einer Schädigung des übrigen Reticuloendothels, da etwa 80% des injizierten Materials in die Leber gehen.

Bei einem normalen Lebergewicht von 1500g errechnet sich eine Belastung des Leberparenchyms von 20 rep, eine Dosis, die nach den bisherigen Erfahrungen zu keinerlei Schädigung Anlaß geben kann. Wenn man noch besonders vorsichtig sein will, kann man ohne Beeinträchtigung des diagnostischen Ergebnisses Cysteamin verabreichen, womit die Parenchymbelastung annähernd auf die Hälfte herabgesetzt werden kann.

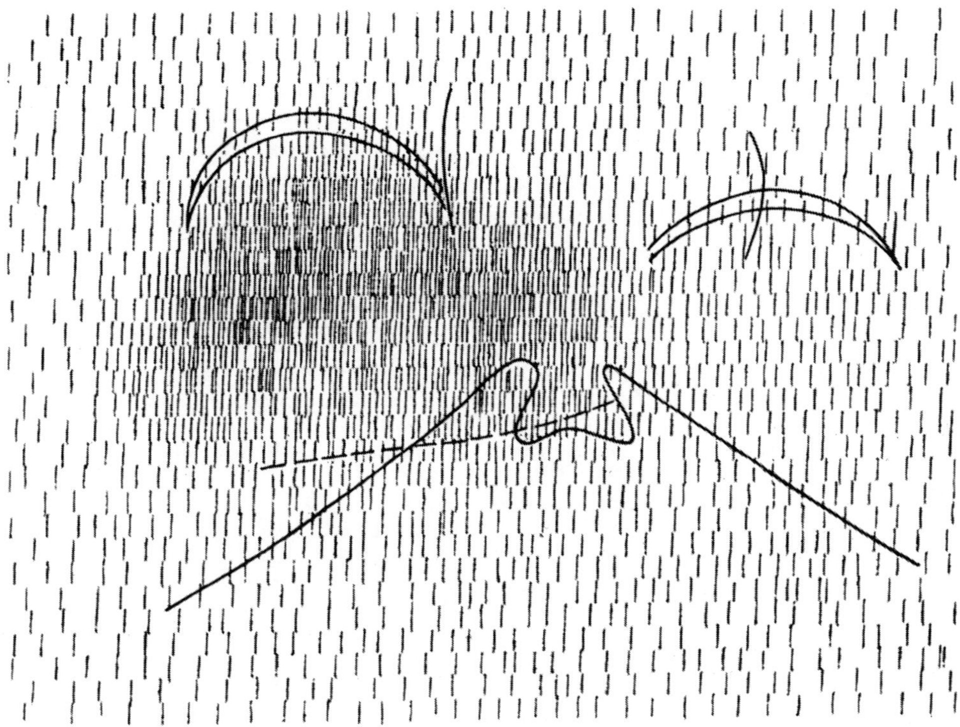

Abb. 61. Lebercirrhose. Relativ kleine Leber mit verminderter und etwas unregelmäßiger Speicherung

Da wir heute die Möglichkeit haben, die Leber sowohl durch das RES als auch durch die Leberzelle selbst darzustellen, ist die Wahl des Untersuchungsweges zu diskutieren. Da die Leberzelle bei Parenchymschäden schlechter speichert, ist bei der Frage nach raumbeengenden Prozessen der Darstellung des RES der Vorzug zu geben; stehen Parenchymschäden im Vordergrund des klinischen Bildes, wird man die Leberzelldarstellung vornehmen. Der oben dargestellte Fall von subakuter Leberdystrophie zeigt aber, daß auch diese einen raumbeengenden Prozeß bei der RES-Methode vortäuschen kann. Diese Situation dürfte aber recht selten sein, macht es uns aber zur Pflicht, bei einem umschriebenen Ausfall der Leberdarstellung auch an einen umschriebenen Parenchymschaden zu denken.

Das Verfahren zeigt sicher noch Verbesserungsmöglichkeiten. Die Streustrahlung wirkt sich störend aus, kann aber durch einen Puls-High-Analyser weitgehend ausgeschaltet werden, so daß das Auflösungsvermögen verbessert wird.

Große Schwierigkeiten bereitet die Störung der Atmung. Wenn man, wie dies beispielsweise auch die Diagnostik von Hirntumoren notwendig macht, Positronenstrahlen verwendet, wie dies für die Leberdiagnostik von BROWNELL schon durchgeführt worden ist, wird eine Coinzidenzschaltung das Resultat erheblich verbessern.

Fassen wir unsere Ergebnisse zusammen, so läßt sich sagen, daß die Darstellung der Leber mit radioaktivem Gold zu klinisch brauchbaren Ergebnissen geführt hat. Die Methodik erweist sich besonders brauchbar zum Nachweis von Lebermetastasen, es können aber auch andere umschriebene Lebererkrankungen leichter als mit anderen bisher bekannten Untersuchungsmethoden diagnostiziert werden. Unter den derzeitigen Bedingungen lassen sich Herde bis zu etwa 3 cm Größe feststellen. Diese Einschränkung schließt den Nachweis von Frühmetastasen aus. Trotzdem hat sich aber die Methodik in vielen unklaren Lebererkrankungsfällen als sehr aufschlußreich erwiesen, so daß wir sie routinemäßig verwenden.

Literatur

ANDREWS, G. A., R. M. KNISSELEY, E. L. PALMER and A. L. KRETSCHMAR: Proc. int. Conf. Geneva UN **10**, 122 (1955).
BROWNELL, G. L., and W. H. SWEET: Proc. int. Conf. Geneva UN **10**, 249 (1955).
DEGKWITZ, R.: Fortschr. Röntgenstr. **58**, 1 (1938).
GARY-BOBO, J., R. COLIN, P. LIENHARDT et M. PÉLISSIER: J. Radiol. Electrol. **36**, 605 (1955).
LOONEY, W. B.: Amer. J. Roentgenol. **75**, 559 (1956).
PASSALACQUA, F.: Fortschr. Röntgenstr. **86**, 623 (1957; **89**, 381 (1958)
PORETTI, G. G., u. W. BOLLIGER: Experientia (Basel) **12**, 116 (1956).
SCHUHMACHER, W., u. v. H.-F. OLDERSHAUSEN: Strahlentherapie **105**, 430 (1957).
STIRRETT, L. A., E. T. YUHL and R. L. LIBBY: Surg. Gynec. Obstet. **96**, 210 (1953).
TAPLIN, A. V., O. M. MEREDITH et al.: Proc. int. Conf. Geneva UN **10**, 355 (1955).
WEILAND, R. L.: In Hahn, Radioisotope-Therapie. New York: Acad. Press. 1951.

Das Photogammagramm der Leber

Von

WERNER SCHUMACHER

In den letzten Jahrzehnten wurden zahlreiche Anstrengungen gemacht, die Leber in ihrer Form und Größe und besonders in ihrer funktionellen Struktur röntgenologisch darzustellen. Die Schwierigkeit liegt vor allem darin, ein geeignetes Kontrastmittel zu finden, das für dieses so wichtige Stoffwechselorgan unschädlich ist, aber andererseits einen genügenden Kontrast im Röntgenbild ergibt. Die bisherigen Mittel, wie das Thoriumdioxyd und das Thorotrast, mußten bald aufgegeben werden, da das Th^{232} als unerwünschte Nebenerscheinung eine intensive α-Strahlung aussendet. Die außerordentlich hohe biologische Wirksamkeit der α-Komponente, sowie die lange Halbwertzeit der Substanz von $1{,}39 \cdot 10^{10}$ Jahren, führte durch die Dauerretention in der Leber, im Knochenmark und in der Milz zu schweren Schäden (1—9).

Die Herstellung besonders kurzlebiger radioaktiver Isotope brachte hier nun neue diagnostische Möglichkeiten. Die im Gewebe wenig absorbierbare γ-Strahlung machte eine Lokalisierung der in den einzelnen Organen verteilten Strahler durch Messung außerhalb des Körpers möglich. Mit Hilfe hierfür besonders entwickelter Strahlungsmeßgeräte kann bei selektiver Speicherung des radioaktiven Stoffes das Strahlungsfeld und damit das Organ dargestellt werden.

Die Voraussetzung für die gefahrlose medizinische Anwendung ist die möglichst kurze Lebensdauer der radioaktiven Strahlung, wenn es sich um eine Dauerretention in dem betreffenden Organ handelt, oder die kurzzeitige Passage im Organismus mit relativ schneller Ausscheidung.

Für die Darstellung der Leber fand sich sehr bald das radioaktive kolloidale Gold Au^{198} (10—14), das besonders durch seine Kurzlebigkeit der radioaktiven Strahlung in der Therapie maligner Tumoren Verwendung gefunden hatte. Das Radiogold wird nach intravenöser Injektion innerhalb der ersten 20—30 min zu über 80% durch die Kupfferschen Sternzellen in der Leber gespeichert. Damit war die Möglichkeit gegeben, bei Verwendung geeigneter Nachweisgeräte das Organ in seiner Größe darzustellen.

Auf der Suche nach einem Stoff, der ähnlich wie das Jod bei der Schilddrüse einen Einblick in den „Funktionsablauf" gestattet, fand man in dem Bengalrosa (Tetrajodtetrachlorfluorescein) für die Leber einen Farbstoff, der schon 1923 von DELPRAT, EPPSTEIN u. KERR (15,16) zur Funktionsdiagnostik des betreffenden Organs herangezogen wurde. Bei diesem Farbstoff konnte ein Jodatom durch das radioaktive Isotop J^{131} ersetzt werden. Diese markierte chemische Verbindung besitzt mehrere Vorteile gegenüber dem Radiogold. Da das Bengalrosa besonders von den Parenchymzellen der Leber aus dem Blutstrom aufgenommen und über die Gallenwege, Gallenblase bis in den Darm ausgeschieden wird, kann man durch die Lokalisierung einen Einblick in den Funktionsablauf der Leber durch Messung von außen gewinnen (17—28). Diese Untersuchung mit J^{131}-Bengalrosa wird besonders dadurch begünstigt, daß einige Funktionen der Leber, wie die Elimination aus dem Blut, die Aufnahme durch die Leberzellen und die Ausscheidung, vorwiegend durch die Galle über die Gallenwege bis in den Darm, gegebenenfalls auch getrennt voneinander, erfaßt werden können. Sie erlauben erstmals einen Einblick in den „Ablauf" der Leberfunktion (32).

Die Lokalisierung der Isotopenverteilung zu den verschiedenen Zeiten vermittelt einen bildhaften Eindruck über den Funktionsablauf in der Leber. Gegenüber der Anwendung von Radiogold mit der Dauerretention in der Leber besitzt die Bengalrosamethode neben der gleichzeitigen Funktionsdiagnostik noch darüber hinaus den Vorteil der erheblich geringeren Strahlenbelastung bei der schnellen Passage durch die Leber im Ablauf von $1^1/_2$—3 Std. In ähnlicher Weise wie mit Bengalrosa gelingt die Darstellung der Leber auch mit dem mit J^{131} markierten Biligrafin. Über die Technik und Funktionsdiagnostik sowie über die Differentialdiagnostik der verschiedenen Möglichkeiten wird im folgenden berichtet.

Methodik

Zur Lokalisierung und Darstellung der Leber betrug die applizierte Dosis an Radiogold und Bengalrosa im Durchschnitt etwa 50—100 μC. Die ausreichende Dosis zur Darstellung der Leber mit J^{131}-Biligrafin betrug 200 μC. Der Zeitpunkt der Untersuchung lag bei Radiogold nach 20—30 min, bei Bengalrosa je nach der Beurteilung des Funktionsablaufs nach 30 und 90 min und nach 3 Std. nach Injektion. Bei der Anwendung des J^{131}-Biligrafin lag der günstigste Zeitpunkt der Untersuchung zur Darstellung der Leber bei 90 min.

Gegenüber den üblichen Scanninggeräten zur Lokalisierung radioaktiver Isotope verwendeten wir die sog. Photoscanner-Technik (Szintophot SP 30). Diese Methode wurde von uns bereits ausführlich beschrieben, FROST (30), SCHUMACHER u. FROST (29—33). Hier besteht die Möglichkeit, mit Hilfe eines elektronisch-photografischen Verfahrens die Aktivitätsverteilung in das Röntgenbild des betreffenden Patienten zu schreiben. Es kann damit die Aktivitätskonzentration dem z. B. nur auf dem Röntgenbild darstellbaren Organ zugeordnet werden. Das relativ gute Auflösungsvermögen, besonders gegenüber der Strichscannertechnik, wurde bereits ausführlich beschrieben (29—33). Das Photogammagramm wird als Superposition der Aktivitätsverteilung mit einer Röntgenaufnahme erstellt. Ein eingebauter Differential-Diskriminator sorgt für eine Unterdrückung der bildverschlechternden Gewebestreustrahlung. Der abtastende Scintillationszähler steuert über ein Ratemeter eine Braunsche Röhre, die das Photogammagramm kontinuierlich schreibt. Der gesamte Schreibmechanismus ist um 90° schwenkbar, so daß Aufnahmen in beiden Ebenen hergestellt werden können. Aufnahmefeld und Abtastgeschwindigkeit sind in weiten Grenzen regelbar. Das Wesentliche ist die Genauigkeit und Zuverlässigkeit dieser automatischen Aufzeichnung, die in jedem Falle kontinuierlich erfolgt und kleinere Aktivitätsunterschiede besser lokalisierbar macht. Bei der Leberdarstellung hat sich für die Zuordnung der nur durch das Röntgenverfahren darstellbaren Gewebsbezirke diese Methode als besonders vorteilhaft erwiesen. Die Ausblendung des Strahlungsfeldes erfolgte durch einen Bleikollimator mit einem Durchmesser von 6 mm. Die Dauer der Schreibung eines Leberbildes betrug 20—25 min.

Die normale Funktion und der normale Funktionsablauf in der Leber

Durch unsere Untersuchungen [SCHUMACHER und v. OLDERSHAUSEN (32)] über die Leberfunktionsprüfung mit J^{131} markiertem Bengalrosa erhielten wir bei Aktivitätsmessungen über der Leber in einer größeren Zahl von Normalfällen einen Eindruck über die Bengalrosaaufnahme und Ausscheidung. Die Messungen mit ausgeblendetem Szintillationszähler über den oberen Quadranten der Leber

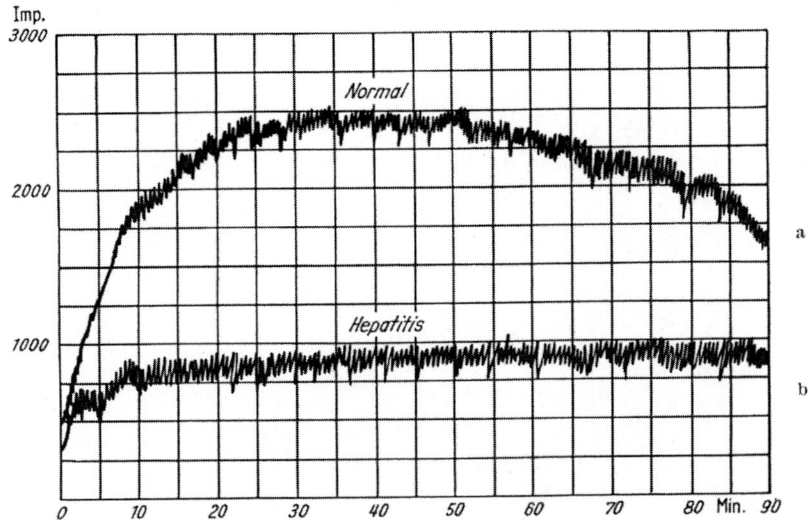

Abb. 62. Aktivitätskurven, die über der Leber innerhalb von 90 min gemessen wurden; bei einem Normalfall; und bei einem Patienten mit einer Hepatitis

und über der Gallenblase ergaben im Ablauf von 90 min Aktivitätskurven, die deutlich den Verlauf der Bengalrosaaufnahme und die Bengalrosaausscheidung über der Gallenblase anzeigten. In der Abb. 62 ist eine derartige Aktivitätsmessung über der Leber wiedergegeben. Die normale Aktivitätskurve *a* zeigt in den ersten 2 bis 3 min einen deutlichen steilen Anstieg, der dann in eine allmählich flacher werdende Kurve ausläuft. Die Kurvenhöhe in den ersten 2—3 min gibt einen groben Anhalt für die Leberdurchblutung, wie auch eigene Vergleichsuntersuchungen mit J^{131} markiertem menschlichem Serumalbumin ergeben haben. Dann zeigt die Kurve einen langsamen Anstieg bis zu einem Gipfelpunkt, der bei etwa 30 min erreicht wird. Danach sinkt die Aktivitätskurve allmählich ab. Der Anstieg von 2—30 min ist ein Maß für die Funktion der Leberparenchymzellen. Die Ausscheidung mit der Galle beginnt bereits nach 5—10 min, wie wir durch Aktivitätsmessungen aus der Gallensonde feststellen konnten. Sie tritt entsprechend dem Abfluß des Bengalrosa aus der Leber nach 20—30 min immer stärker in Erscheinung. Diesen Funktionsablauf, wie wir ihn durch die Messungen mit Hilfe der Scintillationszähler erhalten, können wir durch die Isotopen-Lokalisierung im Photogammagramm bildlich darstellen.

Das Photogammagramm der Leber nach i.v. Injektion von 50 μC J^{131}-Bengalrosa (s. Abb. 63) läßt deutlich die selektive Aufnahme des Bengalrosa durch die funktionstüchtigen Leberparenchymzellen erkennen und vermittelt dadurch einen Eindruck über die Lebergröße und über die gute Funktion im Leberbereich. Am mittleren unteren Leberrand ist bereits eine geringere Aktivitätskonzentrierung sichtbar, die der beginnenden Ausscheidung in der Gallenblase entspricht.

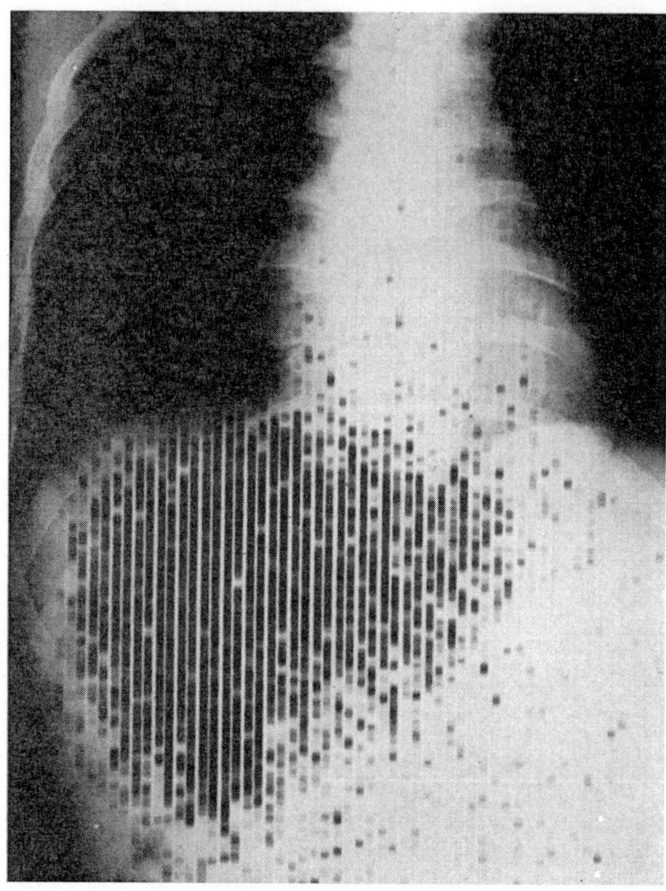

Abb. 63. Photogammagramm der Leber 30 min nach Injektion von 50 μC J^{134} Bengalrosa intravenös. (Nach SCHUMACHER, W., u. H. F. VON OLDERSHAUSEN 32)

Das Photogammagramm 90 min nach Injektion beim gleichen Patienten (s. Abb. 64) vermittelt bereits einen Eindruck über die beginnende Ausscheidung über die Gallenwege in die Gallenblase. Es ist hier eine geringere Aktivität in dem gesamten Lebergebiet sichtbar mit einer vermehrten Konzentrierung am mittleren unteren Leberrand. Es befindet sich jetzt die Hauptmasse der Aktivität in der Gallenblase, wodurch diese zur Darstellung kommt. Schon aus diesen beiden Bildern wird deutlich, welche neuen diagnostischen Möglichkeiten bei Leber- und Gallenwegserkrankungen durch diese Untersuchungsmethode gegeben sind. Zu einem entsprechend späteren Zeitpunkt ist die Ausscheidung der Gallenblase über die Gallenwege in den Darm durch die Lokalisation der Aktivität im Darm möglich. Bei einem gestörten Funktionsablauf, wie z. B. bei einer Hepatitis, läßt sich die Art der Speicherung und die Ausscheidung ebenfalls an Verlaufskontrollen sichtbar machen.

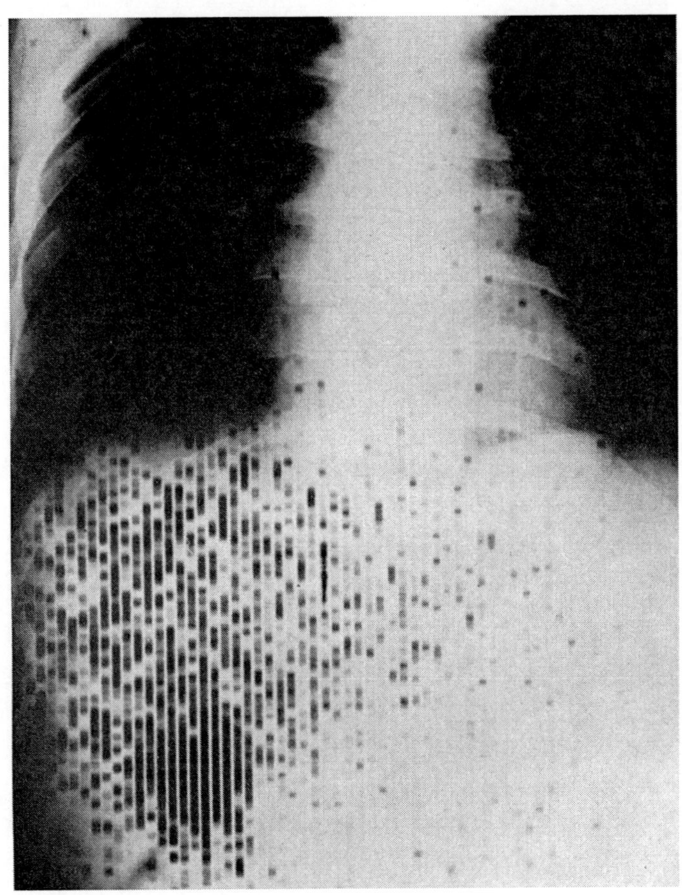

Abb. 64. Photogammagramm beim gleichen Patienten wie Abb. 63, 90 min nach Injektion. Die Leberfunktion wird erkennbar durch das Nachlassen der Aktivität über der Leber mit vermehrter Konzentrierung im Gallenblasenbereich. (Nach SCHUMACHER, W., u. H. F. VON OLDERSHAUSEN 32)

Das Photogammagramm bei der Hepatitis

Bei Erkrankungen der Leber, insbesondere bei der Hepatitis mit Ikterus, kommt es auch zu einer Störung in der Funktion der Leberparenchymzellen, die in der verringerten Bengalrosa-Aufnahme ihren Ausdruck findet.

In der Abb. 65 sind die Aktivitätsmessungen über der Leber bei einem Patienten mit einer Virus-Hepatitis am 18. Krankheitstag, s. Kurve *a*, und am 35. Krankheitstag, s. Kurve *b*, wiedergegeben. Während die untere Kurve fast keine J^{131}-Bengalrosa-Aufnahme zeigt, gibt die obere Kurve den Grad der wiedergewonnenen Funktion der Leberparenchymzellen an. Ein langsamer Anstieg über 40 min geht in ein Plateau über, das auch nach den 90 min noch unverändert besteht.

Hier ist die Bengalrosaaufnahme und vor allen Dingen auch die Bengalrosaausscheidung noch stark verzögert, was auch durch Aktivitätsmessungen im Blut feststellbar war. Diese Verlaufsbeobachtungen bei einer Virus-Hepatitis zeigen die Empfindlichkeit des J^{131}-Bengalrosa als Testsubstanz zur Beurteilung der Leberfunktion. Die geringe Bengalrosaaufnahme im akuten Zustand bei schwerer Gelbsucht läßt deutlich werden, daß wir in diesem Zustand eine etwas höhere Aktivitätsmenge geben müssen, um die Leber lokalisieren zu können. Eine nennenswerte Strahlenbelastung ist dadurch aber nicht zu erwarten, da wir durch

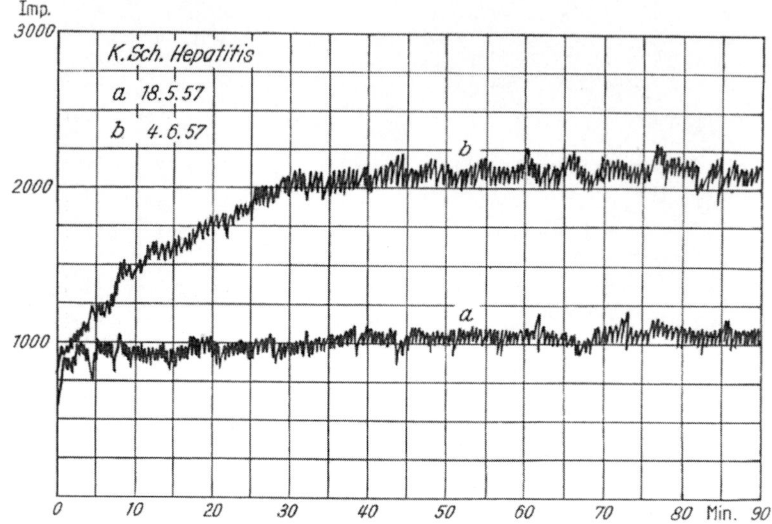

Abb. 65. Aktivitätsmessungen über der Leber bei einem Patienten mit Virushepatitis; *a* am 18. Krankheitstag, *b* am 35. Krankheitstag

laufende Urinuntersuchungen feststellen konnten, daß bei geringer Bengalrosaaufnahme durch die Leber schon in den ersten 24 Std. über 25% der gegebenen Dosis durch den Urin ausgeschieden werden. Beim lebergesunden Patienten beträgt die Urinausscheidung nach 90 min im Mittel 1,9% und nach 24 Std. 2,6% der injizierten Dosis.

Der verzögerte Funktionsablauf bei einer Hepatitis und auch bei einer Lebercirrhose läßt sich durch Photogammagramme zu den verschiedenen Zeiten ebenfalls sichtbar machen. In Abb. 66 sehen wir das Photogammagramm bei einem Patienten mit einer Lebercirrhose 30 min nach Injektion von 50 μC J^{131}-Bengalrosa. Es stellt sich die etwas vergrößerte Leber mit relativ gleichmäßiger Bengalrosa-Aufnahme dar. Beim gleichen Patienten finden wir nach 90 min noch kaum eine Abnahme der Aktivität, d. h. noch kein Anzeichen für die beginnende Bengalrosa-Ausscheidung (s. Abb. 67). Erst nach 3 Std., s. Abb. 68, ist etwa die Aktivitätskonzentrierung erreicht, wie sie nach 90 min bei normaler Funktion (s. Abb. 64) vorhanden ist. Die Gallenblase stellt sich bei der stark verzögerten Ausscheidung nicht deutlich dar. Es finden sich jedoch Aktivitätsanreicherungen im Darm, die auf eine Ausscheidung über die Gallenwege in den Darm hinweisen. Die Darstellung der Bengalrosa-Ausscheidung im Darm mit Hilfe des Photogammagramms weist auf neue diagnostische Möglichkeiten zur Feststellung eines

Gallengangsverschlusses hin. Man kann hier auch mittels einer Gallensonde durch Aktivitätsmessungen des Darmsekrets sehr leicht den Umfang der Störung ermitteln.

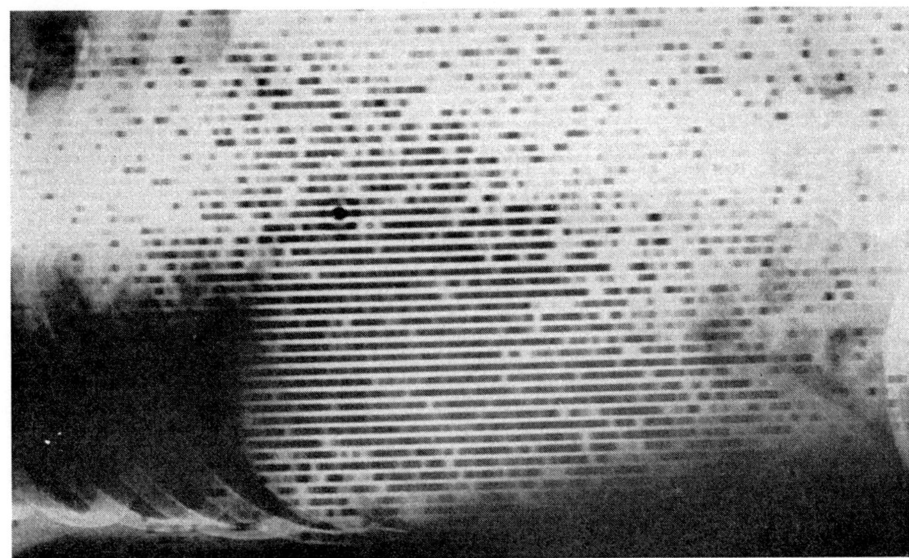

Abb. 67. Photogammagramm bei dem Patienten wie Abb. 66, 90 min nach Injektion. (Nach SCHUMACHER, W. 35)

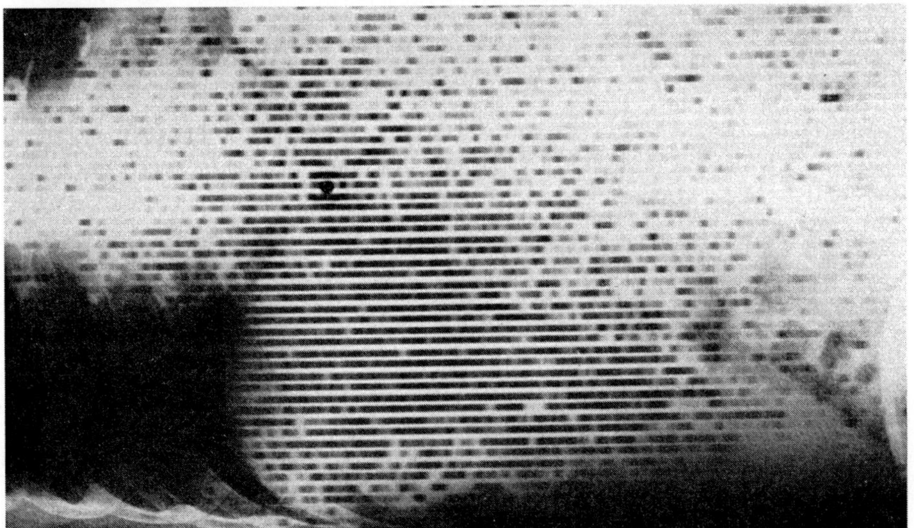

Abb. 66. Photogammagramm bei einem Patienten 30 min nach i.v. Injektion von J^{131}-Bengalrosa. (Nach SCHUMACHER, W. 35)

Anomalien der Leber im Photogammagramm

Die Darstellung der funktionstüchtigen Leberzellen erlaubt auch eine differentialdiagnostische Abgrenzung von Anomalien zu anderen Erkrankungen im Leberbereich. Dazu seien zwei Beispiele angeführt.

Im ersten Fall handelt es sich um eine 60jährige Patientin, die wegen eines rechtsseitigen Oberbauchtumors mit dem Verdacht auf einen malignen Prozeß eingewiesen wurde. Differentialdiagnostisch wurde das Vorliegen eines Lebertumors oder eines Gallenblasenhydrops in Erwägung gezogen. Die Patientin

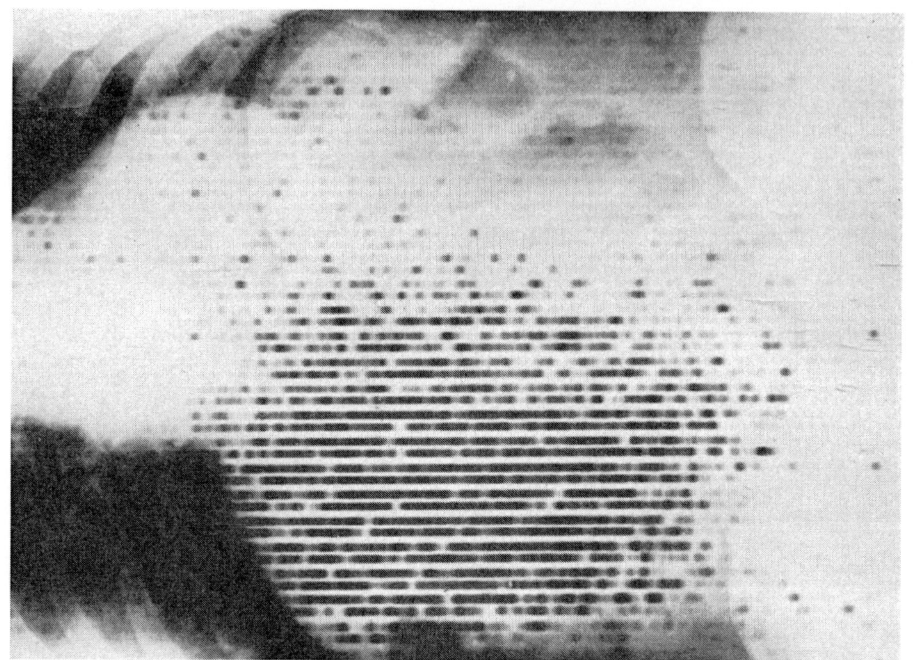

Abb. 69. Photogammagramm einer Patientin mit deutlich tastbarer Lebervergrößerung. Relativ gleichmäßige Bengalrosaaufnahme bis in den unteren Rand. Ein linker Lappen wird nicht erkennbar

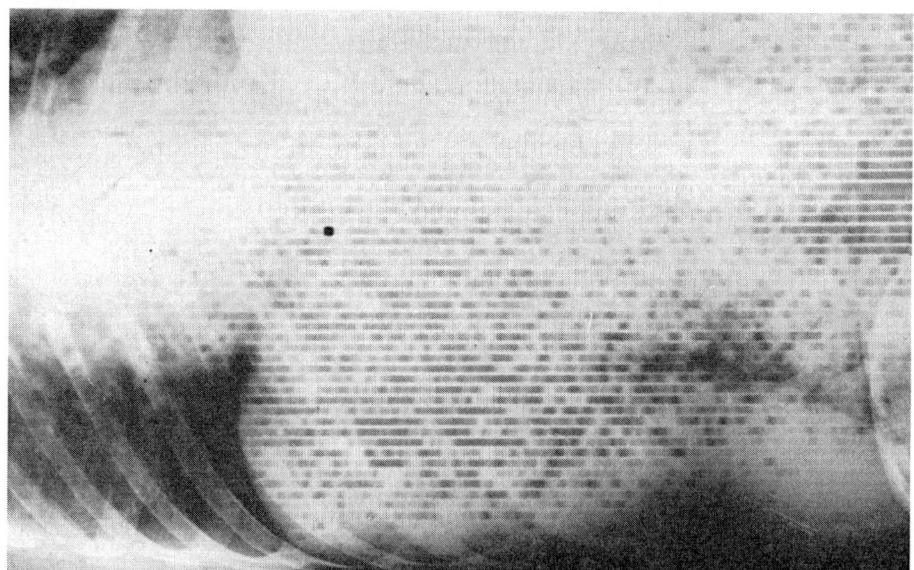

Abb. 68. Photogammagramm bei dem Patienten wie Abb. 66 u. 67., 3 Std. nach Injektion. Jetzt wird erst die verzögerte Ausscheidung durch das Nachlassen der Aktivität im Leberbereich sichtbar. Es findet sich schon etwas J^{131}-Bengalrosa im Darm. (Nach SCHUMACHER, W. 35)

klagte über Druckgefühl im Oberbauch. Das Photogammagramm (s. Abb. 69) nach i.v.-Injektion von 60 μC J^{131}-Bengalrosa zeigt eine längliche Form der Leber, bei der sich der linke Lappen nicht deutlich darstellt. In dem gesamten als Tumor gedeuteten deutlich vergrößerten Lebergebiet ist eine relativ gleichmäßige Bengalrosaaufnahme nachweisbar. Da hier durch die a. p.-Aufnahme ein hinter der Leber gelegener Tumor nicht ausgeschlossen werden konnte, wurde eine Aufnahme in seitlicher Ebene angefertigt. Auf diesem Photogammagramm in seit-

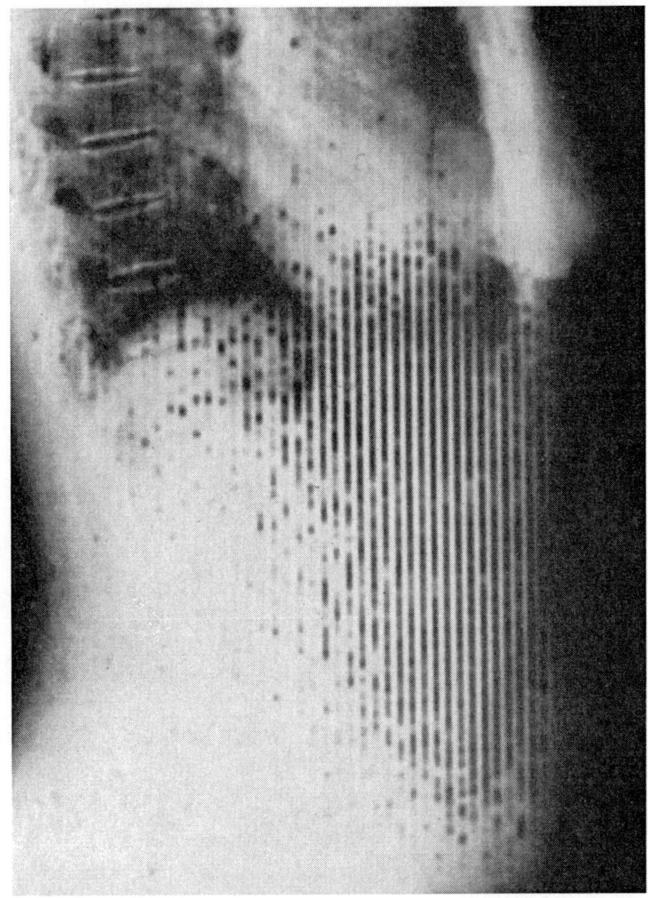

Abb. 70. Photogammagramm in seitlicher Ebene der Patientin wie Abb. 69 Schürzenförmige, vergrößerte Leber mit gleichmäßiger Speicherung bis in den tastbaren Rand

licher Ebene (s. Abb. 70) erkennen wir die fast schürzenförmig langgestreckte Leber als Weichteilschatten mit relativ gleichmäßiger Bengalrosaaufnahme. Der tastbare Tumor ließ sich hier als Lebergewebe identifizieren. Es handelte sich um eine Anomalie der Leber. Der ursprüngliche Verdacht auf Gallenblasenhydrops oder malignen Tumor konnte durch die relativ gleichmäßige Bengalrosaaufnahme und den Nachweis funktionstüchtiger Zellen in dem gesamten tastbaren Lebergebiet ausgeschlossen werden. Die Laparoskopie (v. Oldershausen) ergab eine Bestätigung unserer Lokalisation im Photogammagramm. Es fand sich eine isolierte Vergrößerung des rechten und eine Atrophie des linken Leberlappens.

Es muß hier als Ursache an eine Anomalie oder an ein frühkindlich durchgemachtes oder kongenitales Leiden (Atresie, Nabelvenensepsis usw.) gedacht werden.

In dem zweiten Fall handelte es sich um eine 54jährige Patientin, bei der der Verdacht auf eine besondere Leberanomalie bestand. Die Leber war kaum tastbar.

Das Photogammagramm, s. Abb. 71, nach Injektion von 70 μC Au^{198} zeigt eine relativ kleine Leber mit einem etwas stärker ausgebildeten linken Leberlappen. Die Laparoskopie bestätigte den im Photogammagramm erhobenen

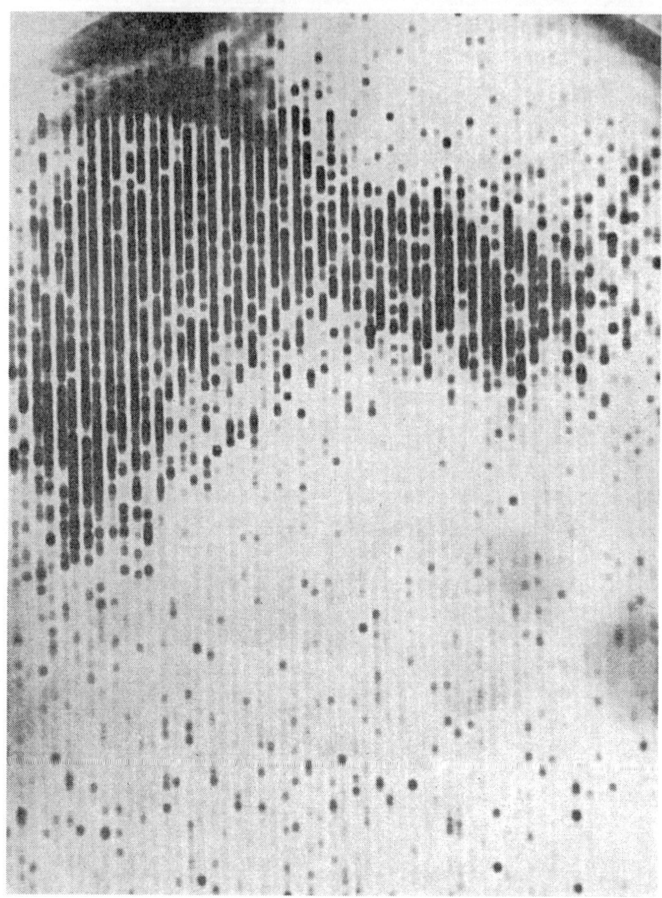

Abb. 71. Photogammagramm einer Patientin mit kaum tastbarer Leber. Relativ kleiner rechter Leberlappen und langgestreckter ausgeprägter linker Leberlappen

Befund. Hier handelte es sich um eine Anomalie der Leber mit einem relativ kleinen rechten und einen etwas stärker ausgebildeten langgestreckten linken Leberlappen.

In einem dritten Fall, bei dem durch die erhebliche Vorbuckelung des rechten Zwerchfelles ein Verdacht auf ein Leberabsceß vorlag, konnten wir durch den Nachweis der funktionstüchtigen Leberzellen im gesamten Bereich der Zwerchfellvorwölbung diesen Verdacht ausschließen. Es handelte sich hier um einen

Zwerchfellprolaps. Die sichere Diagnostik von Anomalien der Leber erweist sich von besonderem Wert vor allem gegenüber der Abgrenzung von Cysten und malignen Tumoren.

Die Differentialdiagnostik von Cysten im Lebergebiet

Wie wir bereits an den vorhergehenden Beispielen gesehen haben, gibt diese Methode der Darstellung der funktionstüchtigen Lebergebiete gute Möglichkeiten zur Abgrenzung der verschiedenen Lebererkrankungen und vor allen Dingen der raumbeengenden Prozesse im Bereich der Leber. Der besondere Wert dieser Methode beruht nicht allein darauf, wie wir später sehen werden, Leber-Carcinome und -Metastasen festzustellen, sondern diese Methode erlaubt auch raumverdrängende Prozesse im Lebergebiet ohne große Schwierigkeiten zu diagnostizieren, deren frühzeitige Beseitigung die Voraussetzung für einen optimalen Heilerfolg ist.

In dem folgenden Beispiel handelt es sich um einen 71 jährigen Patienten, der bereits vor 2—3 Jahren eine andere Klinik wegen einer Leberschwellung aufsuchte. Damals war eine Resistenz unterhalb der Leber tastbar, die etwa eine Handbreit über den Rippenbogen hinausragte. Da einige Leberfunktionsproben leicht positiv waren, wurde dieser Befund für eine Lebercirrhose gehalten. Der Patient erhielt mehrere Traubenzucker-Injektionen und verließ nach angeblicher Besserung die Klinik. Als der Patient die II. Medizinische Klinik unseres Krankenhauses aufsuchte, reichte die Resistenz etwa zwei Handbreit über den Rippenbogen hinaus. Sie war relativ derb und hart. Die Laparoskopie (v. Oldershausen) ergab eine etwas bindegewebig veränderte Oberfläche, die den Eindruck eines Leber-Carcinoms machte. Der Versuch einer Punktion mußte abgebrochen werden, da aus der Punktionsstelle eine etwas größere Blutung entstand. Außer Blut ließ sich kein Material für eine histologische Untersuchung gewinnen. Der Patient wurde uns mit der Verdachtsdiagnose „primäres Lebercarcinom" zur Leberdarstellung im Photogammagramm überwiesen. Nach Injektion von 90 μC Au^{198} ergab sich das folgende Bild, s. Abb. 72. Die Leber ist hier deutlich nach links verlagert und befindet sich im linken oberen Abdomen. Man hat auf den ersten Blick den Eindruck des Vorliegens eines Situs inversus. Im Bereich der tastbaren Resistenz findet sich keinerlei Radiogoldaufnahme. Auf Grund dieses Hepatogramms ließen sich folgende Aussagen machen:

Die im Lebergebiet tastbare Resistenz, die als Leber gedeutet wurde, besteht nicht aus funktionstüchtigem Lebergewebe. Die Leber erscheint im Gegenteil in etwa normaler Größe gut abgrenzbar im linken oberen Bauchraum. Ein primäres Lebercarcinom in dieser Ausdehnung hätte frühzeitig zu einer Beeinträchtigung der Leberfunktion geführt. Die Röntgenuntersuchung des Magens ergab keinen Anhalt für Ulcus oder Tumor im Magen- und Darmbereich. Der Befund sprach auch gegen das Vorliegen eines Situs inversus. Der Magen war deutlich nach links verdrängt (Riesenleber ?) und nicht nach rechts verschieblich. Einige Funktionsproben wiesen auf eine beginnende Funktionsstörung hin, jedoch waren diese Anzeichen nicht deutlich ausgeprägt. Nach der relativ langen Anamnese konnte es sich unter Berücksichtigung des Befundes im Photogammagramm bei der so erheblichen Verdrängung der Leber in den linken oberen Bauchraum mit großer Wahr-

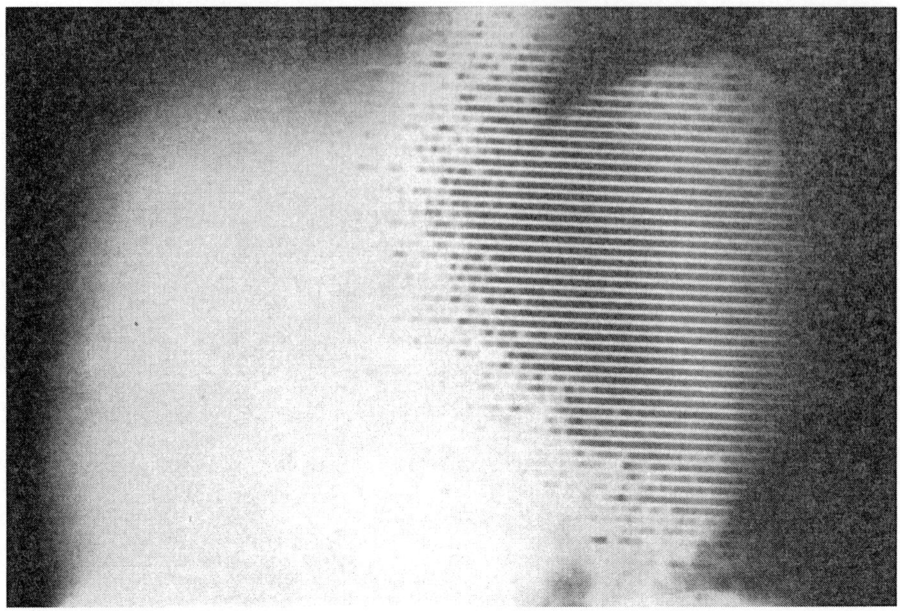

Abb. 72. Photogammagramm eines Patienten mit einem bis in das Becken reichenden tastbaren Tumor im Leberbereich. Die Leber stellt sich im linken oberen Bauchraum etwa in normaler Größe dar

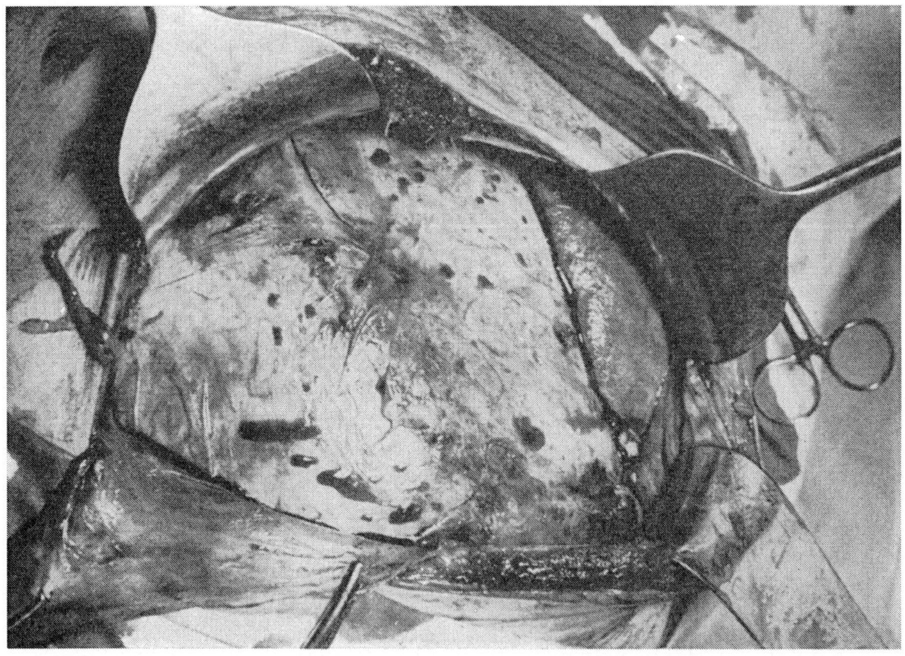

Abb. 73. Situs bei der Laparotomie des Patienten wie Abb. 72. Die Leber entspricht der Darstellung auf dem Photogammagramm in Abb. 72. Sie ist durch eine übermannskopfgroße Cyste nach links verdrängt

scheinlichkeit nur um einen langsam wachsenden Tumor handeln. Von den behandelnden Ärzten wurde jedoch trotz des Befundes im Photogammagramm an der Wahrscheinlichkeitsdiagnose „primäres Lebercarcinom" festgehalten und der Patient als inkurabel entlassen. Durch die Zunahme der erheblichen Druckbeschwerden im Bauchraum kam der Patient erneut in die Klinik und es wurde dann eine Laparatomie vorgenommen. Bei der Eröffnung des Bauchraumes fand sich das folgende Bild (s. Abb. 73). Der ganze rechte Bauchraum bis in das Becken reichend war ausgefüllt durch eine übermannskopfgroße, prall-elastische Geschwulst, die in einer Kapsel lag. Bei der Punktion entleerten sich 5 l bräunliche Flüssigkeit. Im Anschluß daran wurde der Tumor in toto entfernt. Die Leber war im ganzen in den linken oberen Bauchraum verdrängt und erschien etwas ausgewalzt und glatt. Sie entsprach in ihrer Form und Größe dem im Photogammagramm dargestellten Gebiet. Das Gewicht des Tumors betrug ohne Flüssigkeit 5 kg mit insgesamt 5 l Flüssigkeit. Die histologische Untersuchung ergab eine Cyste mit einer dicken breitwandigen Kapsel, die von zahlreichen Gefäßen durchsetzt war. Im Inneren der cystischen Geschwulst fand sich nekrotisch zerfallendes Gewebe. Die Kapsel war bindegewebig mit Gefäßen durchsetzt. Es handelte sich um einen ungewöhnlich großen hypernephroiden Tumor.

An diesem Beispiel läßt sich der Wert der Leberdarstellung im Photogammagramm deutlich ableiten. Es hätte dem Patienten, der in den letzten Jahren immer wieder wegen seiner erheblichen Beschwerden die verschiedensten Kliniken aufsuchte, sehr viel eher geholfen werden können. Auf der anderen Seite wäre die Gefahr der Operation, die sich durch die Entfernung der übergroßen Geschwulst ergab, wesentlich geringer gewesen. Da der Patient wegen seines Alters und auf Grund der Verdachtsdiagnose „primäres Lebercarcinom" mehrmals abgewiesen wurde, wäre er an seinem „gutartigen Tumor" durch die Abschnürung der Lebergefäße und durch die zunehmende Kompression der Leber ad exitum gekommen. Dieses Beispiel unterstreicht den Wert dieser Leberdiagnostik.

Das primäre Lebercarcinom

Bei den primären Lebercarcinomen, die relativ selten sind und die meistens auf dem Boden einer Lebercirrhose entstehen, war die Diagnosestellung bisher sehr schwierig. Die Diagnose wird relativ selten frühzeitig und intravitam gestellt. Das liegt vor allem daran, daß diese Lebercarcinome in Bereichen entstehen können, die sich dem Auge auch bei der Durchführung einer Laparotomie entziehen. Da die primären Lebercarcinome relativ spät metastasieren, wäre bei einer frühzeitigen Erkennung vielleicht die Möglichkeit einer erfolgreichen Therapie gegeben.

Hier verspricht die Darstellung im Hepatogramm Aussicht auf Erfolg. Dazu ein Beispiel. Ein 56jähriger Patient suchte wegen unklarer Bauchbeschwerden die Klinik auf. Es fand sich bei ihm eine etwa handbreite Lebervergrößerung. Bei der Aufnahme bestand eine Polycythämie von 142% Hb und 6,7 Mill. Erythrocyten. Die auf Grund der Leberschwellung vorgenommenen Untersuchungen ergaben eine negative Thymol- und Cadmiumreaktion, positive Takata-Reaktion 80 mg-%, schwach positive Galaktoseprobe und positiven Prontosiltest. Die

Röntgenuntersuchung des Magens zeigte keinen pathologischen Befund, jedoch bestand der Verdacht auf einen retrogastralen Tumor.

Abb. 74 zeigt das Photogammagramm 30 min nach Injektion von 50 μC J^{131}-Bengalrosa intravenös. Am oberen Leberrand befindet sich ein etwa faustgroßer Bezirk, der das Zwerchfell nach oben und die Leber nach unten verdrängt

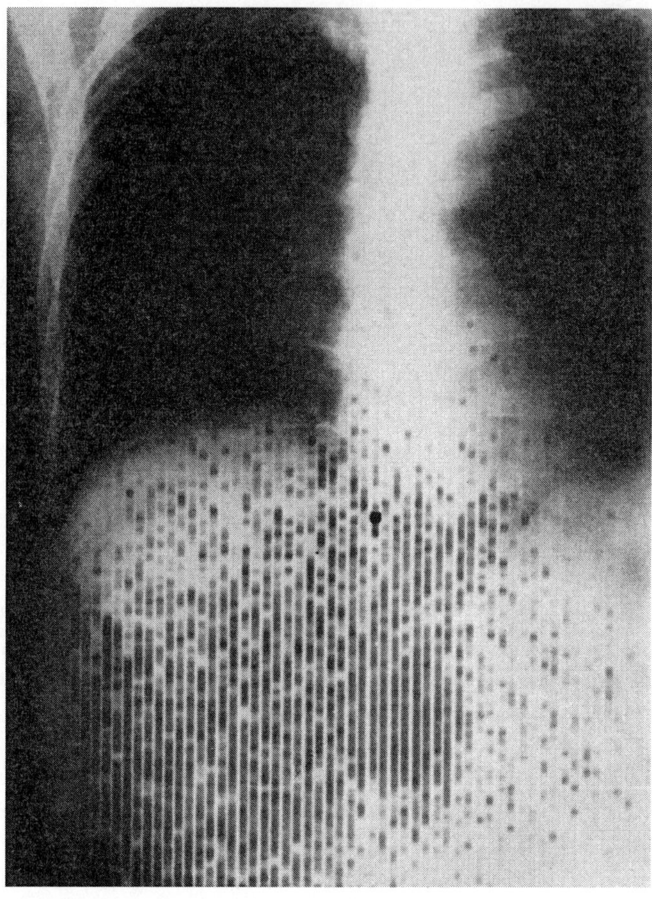

Abb. 74. Photogammagramm der Leber bei einem Patienten mit einer etwa handbreiten Lebervergrößerung 30 min nach Injektion von 50 μC J^{131}-Bengalrosa i.v. Am oberen Leberrand zeigt sich ein etwa faustgroßer ausgesparter Bezirk, der keine J^{131}-Bengalrosaaufnahme zeigt [Nach SCHUMACHER, W., u. H. F. VON OLDERSHAUSEN (32)]

hat, und der fast keine Bengalrosaaufnahme erkennen läßt. Darunter stellt sich eine Aktivitätsaufnahme dar, die der funktionierenden, vergrößerten tastbaren Leber entspricht. Am mittleren unteren Anteil wird eine etwas stärkere Aktivitätskonzentration sichtbar, die sich als bereits beginnende Ausscheidung in der Gallenblase deuten läßt. Die Kontrolle der Leberfunktion durch das Hepatogramm beim gleichen Patienten nach 90 min zeigt ein allmähliches Nachlassen der Aktivität im tastbaren Leberbereich mit stärkerer Konzentrierung im Bereich der Gallenblase (s. Abb. 75). Zur genauen Lokalisierung des nicht speichernden Bezirks wurde auch eine seitliche Darstellung im Photogammagramm veranlaßt.

Aus diesen Kontrolluntersuchungen kann also bereits geschlossen werden, daß hier in dem dargestellten faustgroßen Knoten kaum funktionstüchtiges Lebergewebe vorhanden ist. Es wird sich hier mit größter Wahrscheinlichkeit um einen Tumor oder um eine Cyste handeln. Auf Grund dieses Ergebnisses mit

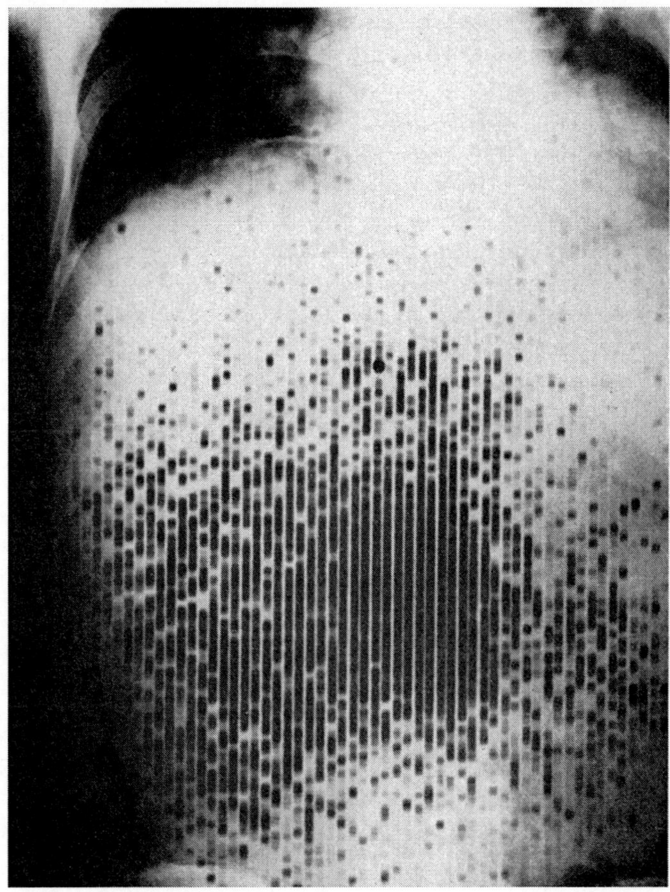

Abb. 75. Photogammagramm des gleichen Patienten wie Abb. 74, 90 min nach Injektion. Sichtbares Nachlassen der Aktivität im speichernden Leberbereich als Zeichen einer normalen Funktion mit beginnender vermehrter Konzentrierung in der Gegend der Gallenblase. [Nach SCHUMACHER, W., u. H. F. VON OLDERSHAUSEN (32)]

der Lokalisation von nicht funktionstüchtigem Gewebe im Bereich des oberen rechten Leberlappens konnte vor allem auch durch die Darstellung in zwei Ebenen eine vor dem Röntgenschirm durchgeführte gezielte „Leberpunktion" mit der Vim-Silbermann-Nadel vorgenommen werden. Die histologische Untersuchung (Prosektor Dozent Dr. BUCHALY) des so gewonnenen Gewebematerials führte zur Feststellung eines „Cylinderzellcarcinoms", das als primäres Lebercarcinom anzusehen ist.

Der Wert des J^{131}-Bengalrosa-Testes läßt sich auch an diesem Beispiel eindrucksvoll aufzeigen. Eine Laparotomie bzw. eine Laparoskopie wäre bei dem

Allgemeinzustand des Patienten nicht ganz unbedenklich gewesen und hätte bei der ungewöhnlichen Lage vielleicht auch nicht zur Erkennung des Carcinoms geführt. Eine Blindpunktion der Leber, die üblicherweise im 8. bis 9. ICR in der vorderen Axillarlinie erfolgt, hätte ebenfalls nicht die Diagnose ermöglicht, da dort wahrscheinlich normales Lebergewebe vorhanden ist. Die Aktivitätsmessung über dem oberen äußeren Quadranten der Leber ergab an der üblichen Stelle eine ganz geringe J^{131}-Bengalrosa-Aufnahme, während im mittleren Gebiet eine normale Aktivitätsaufnahme nachweisbar war. Hieraus ergibt sich der Hinweis, bei Feststellung von herabgesetzter J^{131}-Bengalrosa-Aktivität über der Leber ohne klinische Zeichen für das Vorliegen eines Leberparenchymschadens oder Stauungsikterus auch andere Gebiete der Leber kontrollierend zu messen, um evtl. schon aus größeren Speicherunterschieden auf Cysten oder Tumoren schließen zu können.

Das Photogammagramm führte hier zu einigen wichtigen diagnostischen Aufschlüssen. Einmal ließ sich eine gezielte Punktion der nicht speichernden Bezirke durchführen, damit konnte ohne chirurgischen Eingriff die Diagnose bestätigt werden. Zum anderen ermöglichten die Aufnahmen in 2 Ebenen die Beurteilung der Größe des funktionstüchtigen Lebergebietes. In diesem Falle wurde dadurch festgestellt, daß die gezielte Durchführung einer Strahlentherapie ohne allzu große Beeinträchtigung der Leberfunktion möglich ist. Durch die genaue Abgrenzung der Lebertumoren mit Hilfe von Aufnahmen in 2 Ebenen und durch die gute Lokalisation können in solchen Fällen also eine gezielte Röntgentherapie mit entsprechender Bestrahlungsfeldeinstellung oder auch chirurgische Eingriffe, wie etwa Segmentresektionen (34), vorgenommen werden. Bei der relativ späten Metastasierung des primären Lebercarcinoms verspricht auch die gezielte Röntgentherapie noch einen gewissen Erfolg.

Bei den Lebertumoren läßt sich durch die Verwendung von Bengalrosa aus dem Photogammagramm die Größe des funktionstüchtigen Leberbezirkes abgrenzen. Damit ist die Möglichkeit einer Abschätzung der Prognose und des Erfolges therapeutischer Maßnahmen gegeben.

Lebermetastasen

Die Darstellung von Lebermetastasen ist für die Klinik in zweifacher Hinsicht von besonderer Bedeutung. Erstens hat sie ihren Wert in der differentialdiagnostischen Klärung bei Lebervergrößerungen und zweitens ist sie für die Indikation zu therapeutischen Maßnahmen bei fortgeschrittenen Carcinomen von Bedeutung. Die Diagnostik von Lebermetastasen bereitet klinisch immer einige Schwierigkeiten, zumal durch die Regeneration des Lebergewebes deutlich erfaßbare Symptome, wie z. B. der Ikterus. erst dann in Erscheinung treten, wenn schon erhebliche Teile der Leber zerstört sind. Auch die Leberfunktionsproben, die relativ spät positive Anzeichen für einen Prozeß im Lebergebiet ergeben, erlauben kaum eine Abgrenzung zwischen einem entzündlichen Prozeß in der Leber oder einem Lebercarcinom. Da ein Teil der Krebserkrankungen relativ spät metastasieren, ist es zur Beurteilung des therapeutischen Erfolges bei den Primärtumoren außerhalb der Leber entscheidend, ob bereits eine Metastasierung vorliegt oder nicht. Die metastatischen Prozesse, besonders im Knochen, treten röntgenologisch erst relativ spät in Erscheinung. Auch an den anderen Organen, wie in der Niere, in der Milz und im Pankreas, gelingt es selten, Metastasen frühzeitig zu diagnostizieren. Da für die Prognose und den therapeutischen Weg die Feststellung von metastasierenden Prozessen von besonderer Bedeutung ist, kann jedes Mittel, das die Diagnosestellung ohne größeren chirurgischen Eingriff erlaubt, nur begrüßt werden. Bei der Durchführung von komplizierten therapeutischen Maßnahmen, z. B. bei langen Bestrahlungsserien, die mit einer Belastung der Leber einhergehen, ergibt sich dann auch hier eine besondere Indikation für die Anwendung dieser Methode.

Wir unterscheiden 2 Formen der Metastasierung. A. die diffuse kleinknotige Metastasierung und B. die grobknotige Form.

1. Diffuse Lebermetastasen

Die diffuse kleinknotige Form macht diagnostisch größere Schwierigkeiten. Die Leber ist entsprechend dem Stadium meist vergrößert und relativ derb. Da keine größeren Knoten tastbar sind und durch die diffuse Zerstörung des Lebergewebes ein Ikterus etwas früher als bei der großknotigen Leber in Erscheinung tritt, läßt sich ohne Laparoskopie oder ohne die Durchführung einer Laparotomie die endgültige Diagnose kaum frühzeitig stellen. Die Leberfunktionsproben sind entsprechend dem Zustand meist mehr oder weniger positiv. Ist ein Primärtumor diagnostiziert, so fällt die Schlußfolgerung bei dem Auftreten eines Ikterus relativ leicht. In dem anderen Falle aber ist ohne eingreifende Maßnahmen die Diagnose kaum zu stellen.

Das Isotopen-Hepatogramm erweist sich auch hier von besonderem Vorteil.

Bei der Auswahl der Isotope oder der markierten chemischen Verbindungen ist folgendes zu beachten. Liegt ein schwerer Ikterus vor, so wird mit J^{131}-Bengalrosa oder mit J^{131}-Biligrafin keine so deutliche Darstellung des Lebergewebes zu erreichen sein, da die Leberparenchymzellen meist durch die Gallenfarbstoffe blockiert sind und sehr wenig von den markierten Verbindungen aufnehmen. Es ist dann meist eine größere Aktivitätsmenge an Bengalrosa oder Biligrafin erforderlich, um die noch funktionstüchtigen Leberzellen zur Darstellung zu bringen. Für die alleinige Beurteilung der Leberfunktion und den Grad der Aufnahmefunktion genügt es, eine geringe Menge Bengalrosa zu injizieren, um über der Leber die Bengalrosaaufnahme zu messen. Für die Leberdarstellung gibt bei einem schweren Ikterus das radioaktive Gold einen wesentlich besseren Kontrast, da die Radiogold-Aufnahme nicht von der Funktionsfähigkeit der Leberparenchymzellen abhängig ist. Bei der meist vergrößerten Leber ist eine etwas größere Menge zur Darstellung erforderlich.

Für die diffuse kleinknotige Metastasierung im Leberbereich sei das folgende Beispiel angeführt. Ein 67jähriger Patient wurde wegen eines Ikterus und den Verdacht auf Lebercirrhose in die Klinik eingewiesen. Es bestand eine erhebliche Lebervergrößerung, die etwa eine Handbreit über den Rippenbogen hinausreichte. Die Leber war derb, Knoten ließen sich nicht deutlich abgrenzen. Die Leberfunktionsproben Takata-Ara (Manke-Sommer) betrug 80 mg-%, Bromsulfalein nach 45 min 2 mg-%, Bilirubin im Serum $4^0/_{00}$. Der Bengalrosa-Test zeigte kaum eine Aufnahme von Bengalrosa.

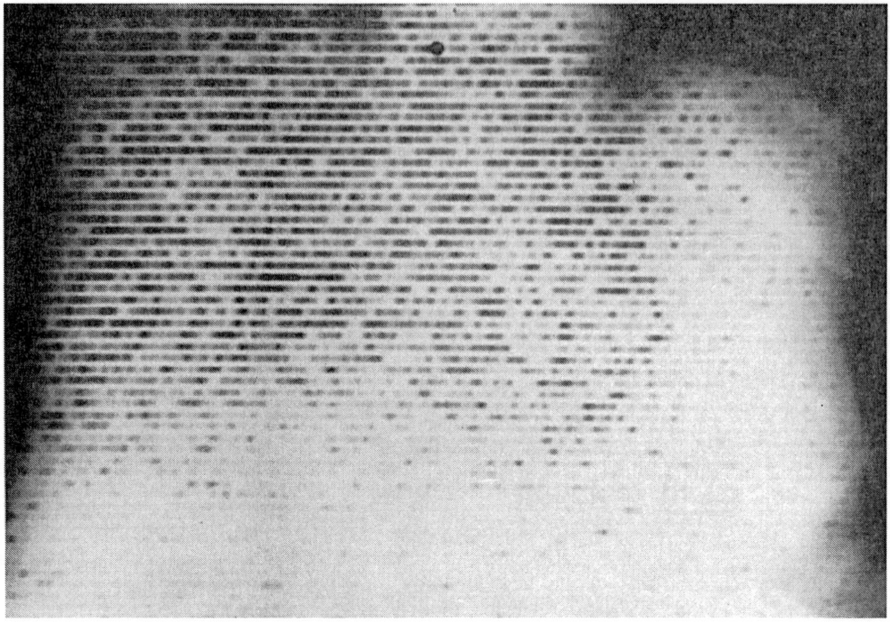

Abb. 76. Photogammagramm nach i.v. Injektion von 100 μC Au^{198} bei einem Patienten mit schwerem Ikterus und Lebervergrößerung. Unregelmäßige Speicherung mit zahlreichen bis münzengroßen Aussparungen

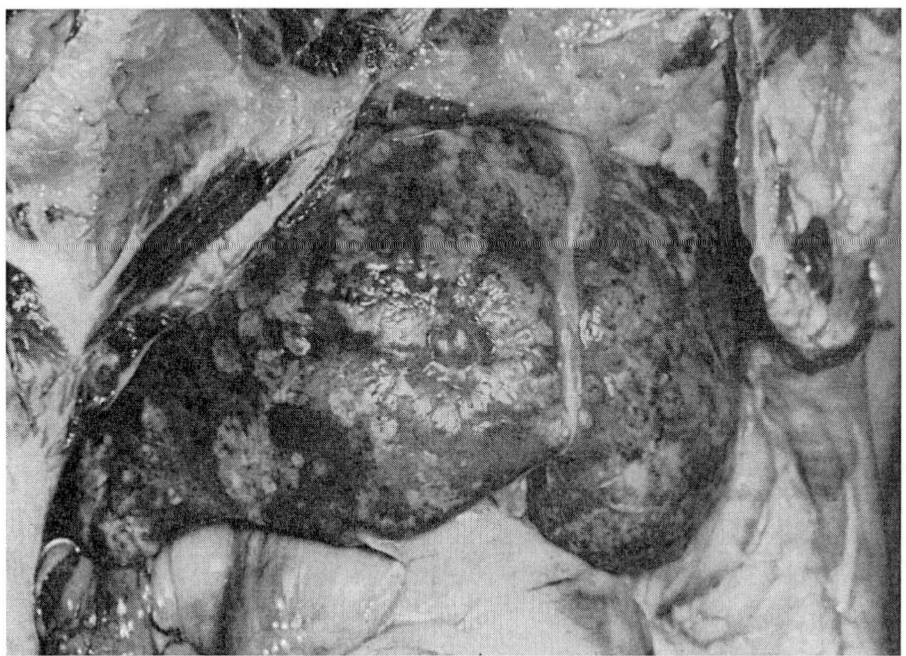

Abb. 77. Situs bei der Sektion des Patienten wie Abb. 76. Übereinstimmung mit dem Hepatogramm. Diffuse Durchsetzung der Leber mit multiplen bis münzengroßen Metastasen

Die Darstellung der Leber im Photogammagramm (s. Abb. 76) nach Injektion von 100 μC Au^{198} ergab eine fleckförmige Radiogoldaufnahme im gesamten tastbaren vergrößerten Lebergebiet. Diese fleckförmige Radiogoldaufnahme mit mehr oder weniger großen Aussparungen gab hier den Verdacht auf das Vorliegen einer diffusen Metastasierung im Leberbereich. Der Patient verstarb nach 4 Wochen im Leberkoma.

Bei der Sektion zeigte sich das folgende Bild (s. Abb. 77). Die Leber war diffus durchsetzt von multiplen bis münzgroßen Lebermetastasen. In der Form und Größe entsprach die Leber dem vorher aufgenommenen Photogammagramm (s. Abb. 76). Besonders im Schnitt wird die diffuse Durchsetzung des Lebergewebes deutlich. Es handelt sich hier um ein Magencarcinom mit diffuser Metastasierung in der Leber und mit kleiner und grobknotiger Metastasierung im Knochenmark, in der Milz und in beiden Nieren.

Die Feststellung von Lebermetastasen bietet kaum noch therapeutische Möglichkeiten. Sie ist nur für die Diagnostik bei ungeklärten Primärtumoren und für die Prognose von besonderem Interesse. Nicht in jedem Falle läßt sich die Diagnose ganz eindeutig stellen. Besonders bei der grobknotigen Metastasierung von versteckten Magencarcinomen kann die Leber den ersten Hinweis für das Vorliegen eines malignen Prozesses liefern.

2. Grobknotige Lebermetastasen

Wenn die Lebervergrößerung als einziges Symptom ohne wesentliche Veränderung der Leberfunktionsproben auftritt, können sich auch im Photogammagramm gewisse differentialdiagnostische Schwierigkeiten ergeben. Dazu sei das folgende Beispiel angeführt.

Es handelt sich um einen 55jährigen Patienten, der wegen Druckgefühl und unklaren Bauchbeschwerden in die Klinik zur Diagnostik eingewiesen wurde. Die Röntgenuntersuchung des Magens ergab am Magen selbst keine auffälligen Besonderheiten. Der Magen war im ganzen nach links verdrängt. Als Ursache fand sich bei der Bauchübersicht ein vergrößerter Weichteilschatten der Leber, der den Magen deutlich nach links verdrängt hatte. Die Funktionsproben der Leber ergaben keine Besonderheiten. Der Patient wurde uns zur Anfertigung eines Hepatogramms der Leber überwiesen. Es fand sich im Photogammagramm, (s. Abb. 78) nach der Injektion von 60 μC Au^{198} eine Radiogoldspeicherung entsprechend einer normalen Leberform. Es ist auf der Abbildung deutlich erkennbar, daß der Weichteilschatten der Leber weit über den speichernden Bezirk, d. h. weit über den funktionstüchtigen Bereich der Leber hinausragt. Da der speichernde Leberbezirk in Form und Größe etwa der normalen Leber entsprach, wurde der Verdacht auf das Vorliegen eines nicht der Leber zugehörigen Prozesses ausgesprochen.

Die Operation ergab einen in dem ausgesparten Weichteilschatten der Leber befindlichen tumorösen Bezirk, der sich histologisch als Carcinom-Metastase erwies (s. Abb. 79). Dieser Bezirk konnte in toto durch Segmentresektion der Leber exstirpiert werden (Dr. Zuschneid). Es handelte sich um eine faustgroße Metastase, die im Innern eine Zerfallshöhle aufwies. Bei der Austastung der Bauchhöhle fand der Chirurg den ganzen Magen bis an die Cardia von einem Carcinom ummauert. Es handelte sich also um ein primäres Magencarcinom mit einer Metastasierung in den linken Leberlappen. Sicher konnte hier durch das Photogammagramm nicht eindeutig die Diagnose gestellt werden, da das funktionstüchtige Lebergebiet etwa die normale Leberform und Lebergröße hatte, jedoch ergab das Vorliegen eines nicht speichernden verdrängenden Bezirkes im Bereich der Leber die Indikation für die Operation.

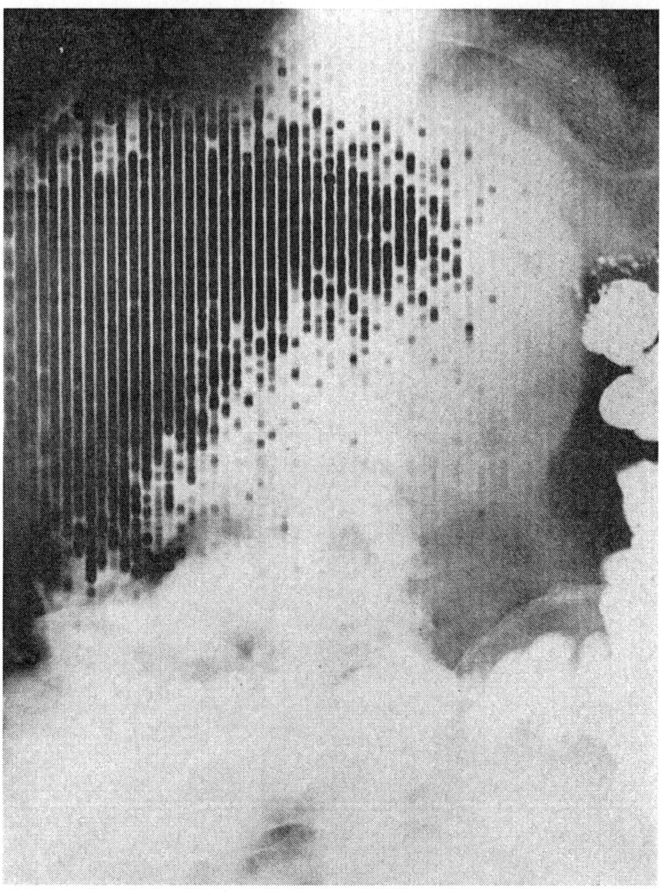

Abb. 78. Photogammagramm eines Patienten nach i.v. Injektion von 60 μC Au^{198} mit einem deutlich tastbaren Tumor in Oberbauchmitte. Die Radiogoldspeicherung entspricht etwa einer normalen Leber. Deutlich sichtbarer Weichteilschatten im Leberbereich ohne Radiogoldspeicherung

Wenn auch in diesem Falle die Operation nur einen palliativen Erfolg hatte, so weist diese Methode doch auf therapeutische Möglichkeiten hin, die durch eine rechtzeitige Diagnostik geschaffen werden. Die Lebermetastase war hier der erste Hinweis auf das Vorliegen eines malignen Prozesses.

Die Methode der Leberdarstellung im Photogammagramm wurde bereits von uns in den Routinebetrieb der Klinik übernommen. Der zunehmende Umfang der Überweisungen läßt den Bedarf dieser diagnostischen Untersuchungsmethode erkennen. Sowohl die Anwendung radioaktiver Isotope in der Funktionsdiagnostik der Leber als auch die Darstellung der funktionstüchtigen Bezirke erwies sich als wertvolles Hilfsmittel in der Diagnostik und schuf neue Voraussetzung für die

Indikationen therapeutischer Maßnahmen bei den Erkrankungen im Leberbereich. Die Entwicklung dieser Methode ist zweifellos noch nicht abgeschlossen. Bei ihrer zunehmenden Anwendung werden wir neue Hinweise erhalten, die uns differentialdiagnostisch eine noch bessere Abgrenzung der verschiedenen Erkrankungen der Leber erlaubt. Wenn man die vielen diagnostischen Möglichkeiten zur Beurteilung der Erkrankungen der Leber einschließlich der Cysten,

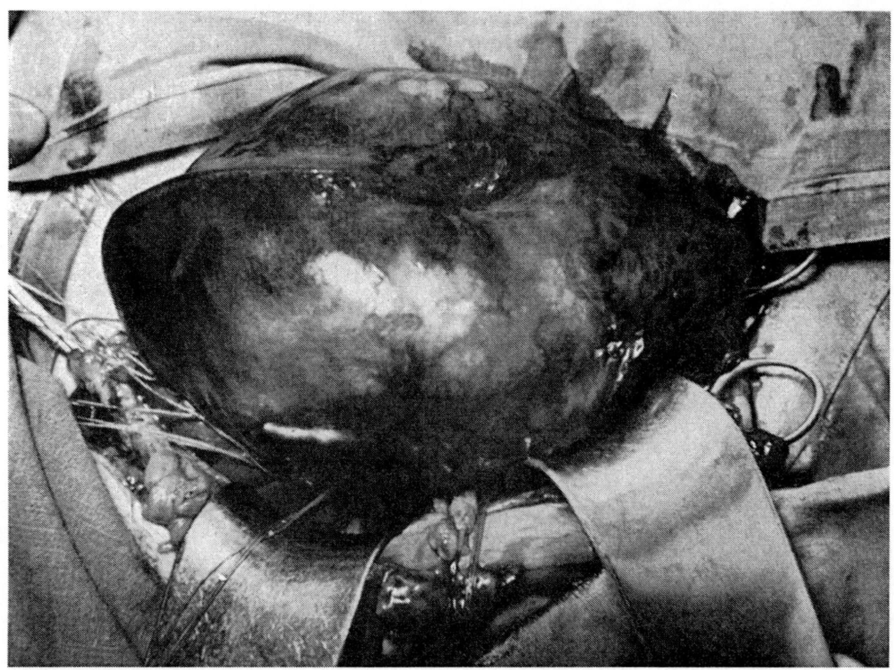

Abb. 79. Situs bei der Laparotomie des Patienten wie Abb. 78. Der linke vergrößerte Leberlappen ist hervorluxiert. Es findet sich nur noch ein schmaler Steg von normalem Lebergewebe, entsprechend der Speicherung im Hepatogramm. Der faustgroße Tumor erwies sich als eine Carcinommetastase mit großer Zerfallshöhle

Anomalien und der Tumordiagnostik mit Hilfe radioaktiver Isotope bei Verwendung der Scannertechnik betrachtet, so wird man diese Methode als eine bedeutende Weiterentwicklung der Leberdiagnostik ansehen müssen.

Zusammenfassung

Bei dem Photogammagramm der Leber handelt es sich um eine elektronisch-photographische Aufzeichnung der Isotopenverteilung auf dem Röntgenfilm der Patienten. Mit Hilfe dieser Methode wird es möglich, bei Verwendung selektiv speichernder Substanzen die funktionstüchtigen Zellen der Leber im Röntgenbild sichtbar zu machen. Besonders bei Verwendung von radioaktiv markierten chemischen Verbindungen, die einige Funktionen dieses Stoffwechselorgans durchlaufen, gelingt es, den „Funktionsablauf“ in diesem Organ von außen zu verfolgen. Es lassen sich damit Störungen in der Leberfunktion, z. B. bei der Hepatitis, und Behinderungen in der Ausscheidung, z. B. Verlegungen im Gallenwegsystem, erkennen. Von besonderer Bedeutung ist das Verfahren zur Erkennung und zur differentialdiagnostischen Abgrenzung der verschiedenen Lebererkrankungen.

An mehreren Beispielen wurden die verschiedenen diagnostischen Möglichkeiten aufgezeigt. Das Photogammagramm der Leber erlaubt die Feststellung der Größe des funktionstüchtigen Leberbezirks und ermöglicht damit die Abgrenzung von Anomalien im Leberbereich. Durch die relativ leichte Erkennung funktionsuntüchtiger Bezirke, die sich als Aussparung darstellen, sind neue Möglichkeiten zur weiteren differentialdiagnostischen Abgrenzung von Cysten und Tumoren der Leber gegeben. Aus der Form der Speicherung und der Lagebeziehung zu dem auf dem Röntgenbild dargestellten Organ werden bereits wertvolle Hinweise erhalten, die meist im Zusammenhang mit dem klinischen Befund ohne eingreifende Maßnahmen eine Diagnosestellung erlauben. Die Kenntnis der diagnostischen Hinweise ist für die richtige Interpretation von Bedeutung.

Diese Methode ist als Fortschritt in der klinischen Diagnostik zu betrachten.

Literatur

1. Foulds, L.: Amer. J. Cancer **35**, 363 (1939).
2. Jacobson, L. E., and D. Rosenbaum: Radiology **31**, 601 (1938).
3. MacMahon, H. E., A. S. Murphy and M. J. Bates: Amer. J. Path. **23**, 585 (1947).
4. Rössle, R.: Zbl. Path. **85**, 227 (1949).
5. Birkner, R.: Strahlenther. **78**, 587 (1949).
   Berenbaum, M. C., and C. D. Birch: Lancet **11**, 852 (1953).
6. Krücke, W.: Naturwissenschaften **37**, 284 (1950).
7. Rudolphi, H.: Beitr. path. Anat. **111**, 158 (1951).
8. Cassel, C., J. M. Ruffin, R. J. Reeves and L. D. Stoddard: AMA Arch. intern. Med. **88**, 42 (1951).
9. Matthes, T.: Strahlenther. **99**, 94 (1956).
10. Sheppard, C. W., E. B. Wells, P. F. Hahn and J. P. G. Goodell: J. Lab. clin. Med. **32**, 274 (1947).
11. Yuhl, E. T.: Nucleonics **4**, 54 (1953).
12. Stirrett, L. A., and E. T. Yuhl: Ann. Surg. **138**, 857 (1953).
13. — — and R. L. Libby: Surg. Gynec. Obstet. **96**, 210 (1953).
14. Renault, H., C. Jaqunier and J. Jannet: Internat. Konf. Paris 1957 UNESCO/NS/RIC 209.
15. Delprat, G. D.: Arch. intern. Med. **32**, 401 (1923).
16. — N. N. Eppstein and W. J. Kerr: Arch. intern. Med. **34**, 533 (1924).
17. Mendeloff, A. L.: Proc. Soc. exp. Biol. (N. Y.) **70**, 556 (1949).
18. Taplin, G. V., O. M. Meredith and H. Kade: J. Lab. clin. Med. **45**, 665 (1955).
19. — — — R. A. Westover and L. R. Bennet: Int. Conf. Atomic Energ. **10**, 355 (1955).
20. — — — Industr. Hyg. **3**, 54 (1957); Lousiana State med. J. July 1957.
21. Rosenberg, C. A., N. D. Lee and P. Martigoni: Proc. Amer. Fed. clin. Res. **4**, 39 (1956).
22. Taplin, G. V., O. M. Meredith, H. Kade u. C C. Winter: UNESCO/NS/RIC 210.
23. Marshall, W., and D. D. Kozoll: J. Lab. clin. Med. **48**, 924 (1956).
24. Brown, C. H., and O. Glasser: J. Lab. clin. Med. **48**, 454 (1956).
25. Löwenstein, J. M.: Proc. Soc. exp. Biol. (N. Y.) **93**, 377 (1956).
26. Blahd, W. H., and R. A. Nordyke: Clin. Res. Proc. **5**, 40 (1957).
27. Englert, E., B. A. Burrows and F. J. Inglefinger: Clin. Res. Proc. **5**, 209 (1957).
28. Wood, J. A., and D. R. Korst: Clin. Res. Proc. **5**, 210 (1957).
29. Schumacher, W., u. D. Frost: Strahlenther. **104**, 110 (1957).
30. Frost, D.: Atompraxis **4**, 254 (1958).
31. Schumacher, W.: Strahlenther. **106**, 418 (1958).
32. — u. H. F. v. Oldershausen: Strahlenther. **105**, 430 (1958).
33. — Röntgenfortschr. **89**, 722 (1958).
34. Snell, A. M., S. F. Thomas, G. W. Reimer u. M. McCormie: Gastroenterologia **86**, 430 (1956).
35. Schumacher, W.: Sonderbd. Strahlentherapie **38**, 141 (1958).

Sachverzeichnis